Hannelore Kimeswenger

Der kleine Osteoporose-Coach

Die besten Übungen für starke Knochen

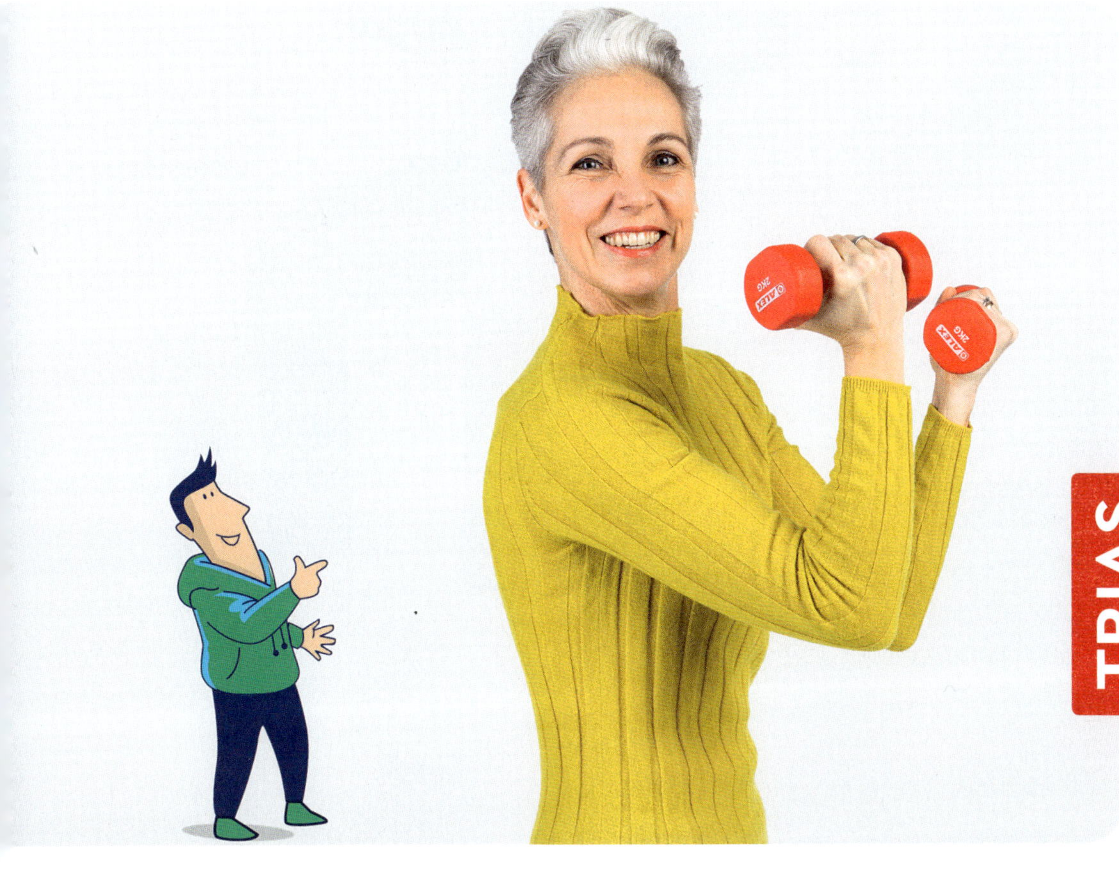

TRIAS

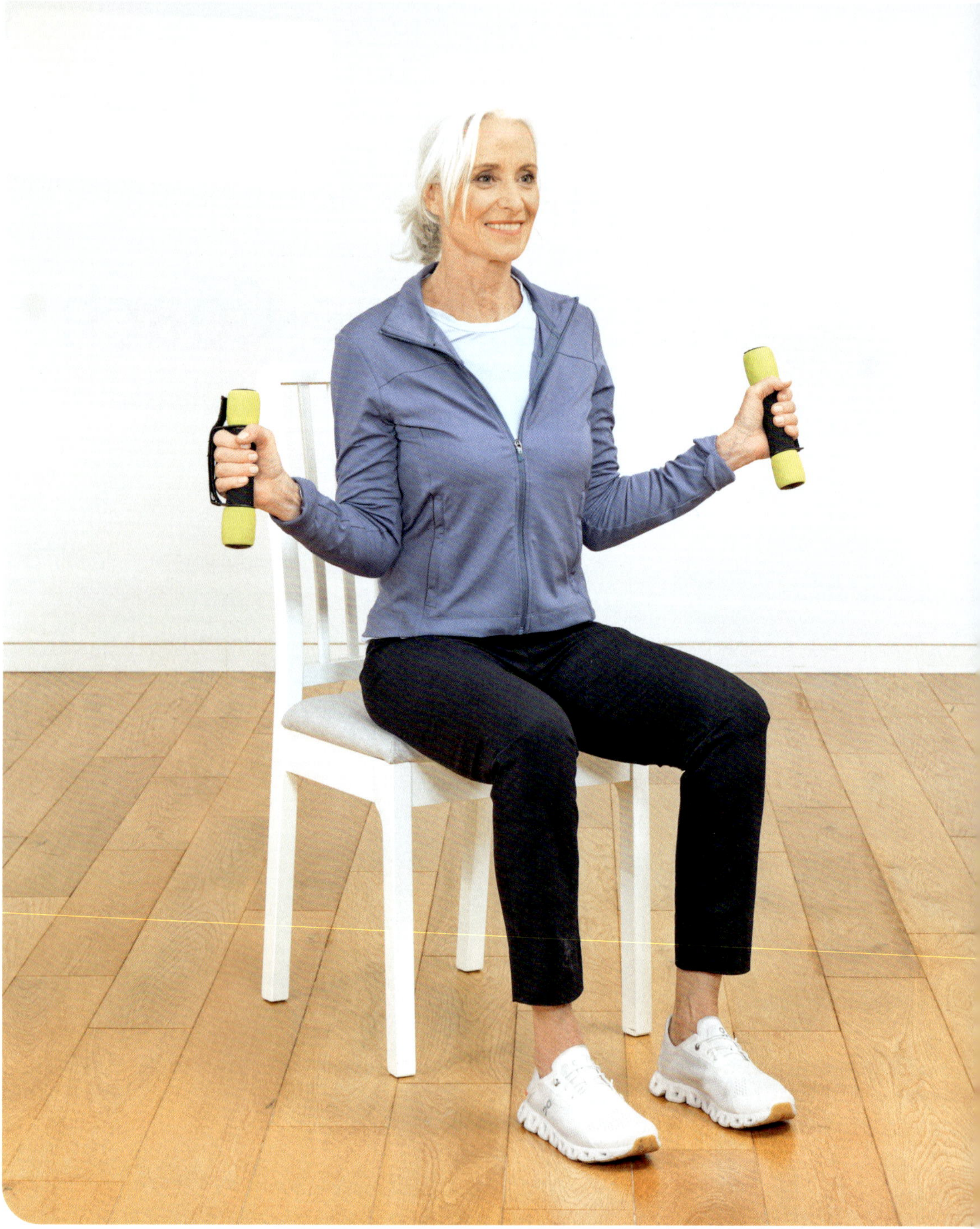

Vorwort von Prof. Dr. Michael Ausserwinkler

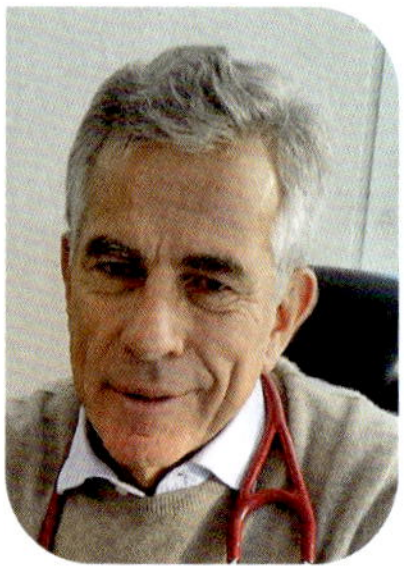

Eine von vier Frauen und einer von siebzehn Männern über fünfzig Jahre ist von Osteoporose betroffen. Die Häufigkeit von osteoporosebedingten Knochenbrüchen wird im Zeitraum von 2017 bis 2030 um rund 25 Prozent steigen.

Die Situation hat sich in den letzten Jahren auch durch einen zunehmend ungesunden Lebensstil verschlechtert. Zigaretten, Alkohol und Crash-Diäten führen genauso zu einer rascheren Abnahme der Knochendichte wie körperliche Inaktivität.

Ist einmal ein Knochenbruch durch Osteoporose eingetreten, verschlechtert sich die Lebenssituation der Betroffenen dramatisch. Ich erlebe in meiner täglichen Praxis das Schicksal von Patientinnen und Patienten vor und nach einem Knochenbruch. Ein derartiger Knochenbruch führt zu einer raschen Voralterung und frühen Invalidisierung. Immer ist zum Zeitpunkt des Knochenbruchs die Muskelkraft herabgesetzt, weil zu wenig für einen Muskelaufbau getan wurde.

Hannelore Kimeswenger, M. Ed., hat in den letzten Jahren viele Initiativen ergriffen, um Menschen vor Osteoporose und osteoporotischen Knochenbrüchen zu schützen. Der vorliegende Ratgeber schöpft aus dem Wissen und ihrer großen Erfahrung auf dem Gebiet der Osteoporose-Prävention. Es ist ihr zu allen Initiativen und zur Verfassung dieses Ratgebers zu gratulieren.

Prof. Dr. Michael Ausserwinkler, geboren 1957, ist Mediziner und ehemaliger Gesundheitsminister der Republik Österreich. Ausserwinkler ist Facharzt für Innere Medizin, spezialisiert auf Rheumaerkrankungen. Der Mediziner hat selbst Publikationen über Osteoporose veröffentlicht.

Liebe Leserin, lieber Leser,

ich freue mich, dass Sie die Initiative ergreifen wollen und etwas für Ihre Knochengesundheit tun möchten. Dies haben Sie mit dem Kauf dieses Buches bewiesen. Eigenverantwortlichkeit ist das neue Schlagwort in Zeiten, in denen die Kosten im Gesundheitssystem explodieren. Kein Arzt, keine Ärztin und auch kein Therapiepersonal kann Ihnen dies abnehmen. Alle Experten und Expertinnen sind sich darüber einig, dass die meisten Knochenbrüche, welche aufgrund einer Osteoporose-Erkrankung geschehen, verhindert werden könnten. Sie halten nun Ihren persönlichen Osteoporose-Coach in den Händen. Lassen Sie diesen zu Ihrem täglichen Begleiter werden.

Seit vielen Jahren bin ich in der Osteoporosegymnastik und -vorsorge tätig. Viele Teilnehmende sprechen mich nach meinen Vorträgen und Workshops darauf an, ob es eine schriftliche Form der Inhalte zum Nachlesen und zum Nachmachen gebe; diesem Wunsch komme ich jetzt in Form dieses Ratgebers nach. Dieses Büchlein beinhaltet empfohlene körperliche Aktivität im Sinne von spezieller Osteoporosegymnastik. Die Übungen sind so gewählt, dass auch bereits an Osteoporose erkrankte Personen das Power for your bones-Workout zum Aufbau der Knochendichte durchführen können. Der kleine Osteoporose-Coach gibt aber auch viele Extratipps zu Ernährung, Vitaminen, Mineralstoffen und Hormonen, welche in jahrelanger Recherche entdeckt und ausprobiert wurden.

Üben Sie, so oft es Ihnen möglich ist, befolgen Sie die Extratipps und Sie werden schon bald Ihre persönlichen Erfolge verbuchen können. Der kleine Osteoporose-Coach ist sowohl in der Therapie als auch in der Vorbeugung anzuwenden. Wenn Sie vorbeugend tätig sein möchten, spricht nichts dagegen, dass Sie gleich loslegen. Sind Sie bereits in Behandlung, lassen Sie bitte, bevor Sie Ihr Training beginnen, von ärztlicher Seite abklären, ob die gezeigten Übungen für Ihr persönliches Krankheitsgeschehen geeignet sind. Bitte befolgen Sie unbedingt den Rat Ihres Arztes, Ihrer Ärztin, der kleine Osteoporose-Coach kann weder dessen/deren Expertise noch Ihre verordneten Medikamente ersetzen! Es handelt sich hier nicht um ein medizinisches Lehrbuch; zum besseren Verständnis wurden so wenig Fremdwörter wie möglich verwendet. Das Thema ist sehr umfangreich, daher wird kein Anspruch auf Vollständigkeit gestellt.

Ich wünsche Ihnen gutes Gelingen! Denken Sie bitte immer daran: Wenn eine Übung nicht gleich klappen sollte, gehen Sie zu einer einfacheren über und probieren Sie an einem anderen, vielleicht besseren Tag, wieder die schwierigere Übung. Es ist noch kein Meister vom Himmel gefallen, aber es ist nie zu spät, mit dem Training für Ihre Knochengesundheit zu beginnen. Selbst im höheren Alter ist es mit regelmäßigem Training noch möglich, eine gewisse Fitness wiederzuerlangen, um einerseits den Krankheitsverlauf zu verzögern und andererseits Stürzen und ihren zu Recht gefürchteten Folgen vorzubeugen.

Und nun geht's los! Viel Spaß beim Trainieren und Lesen dieses Buches wünscht Ihnen sehr herzlich

Ihre Hannelore Kimeswenger

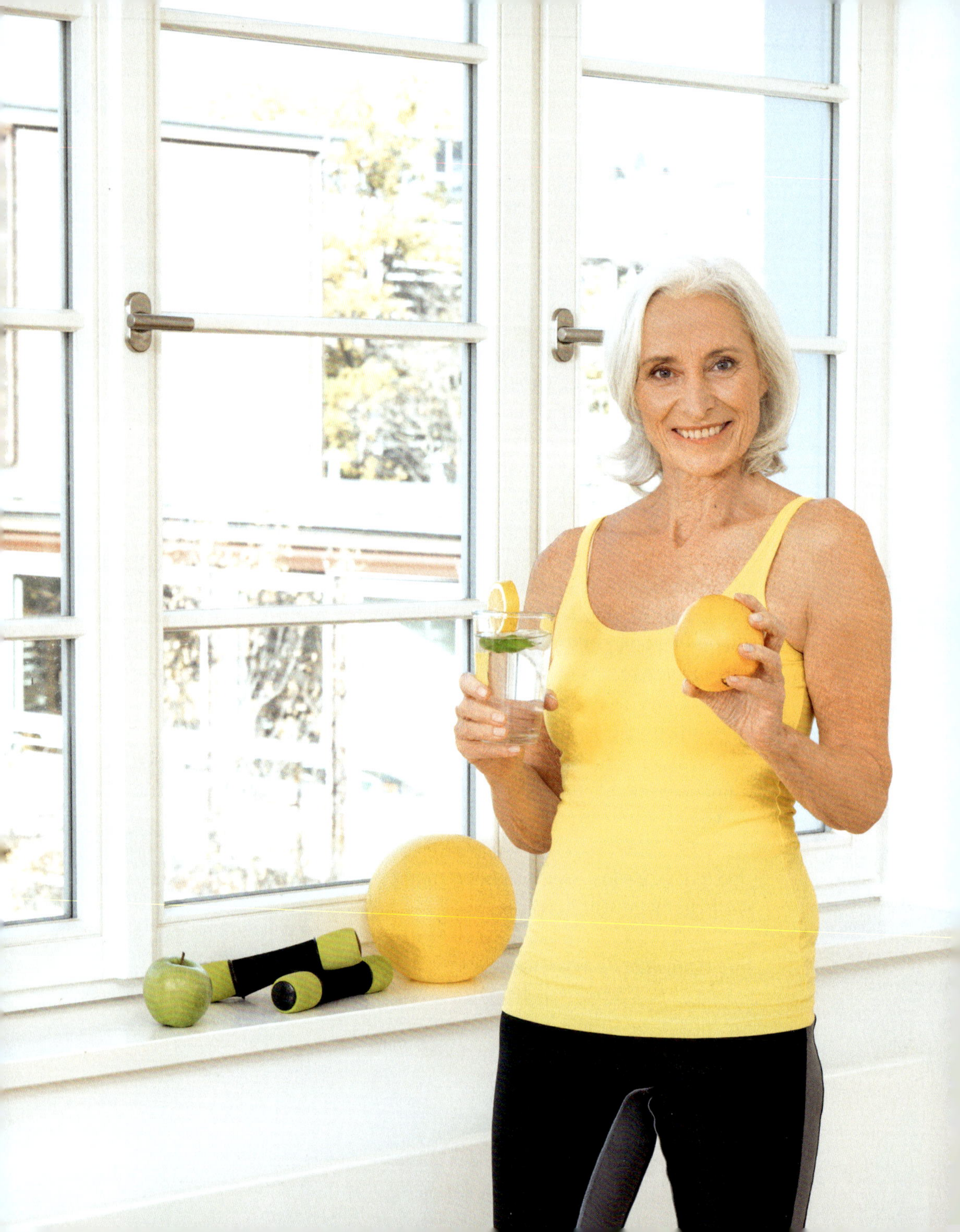

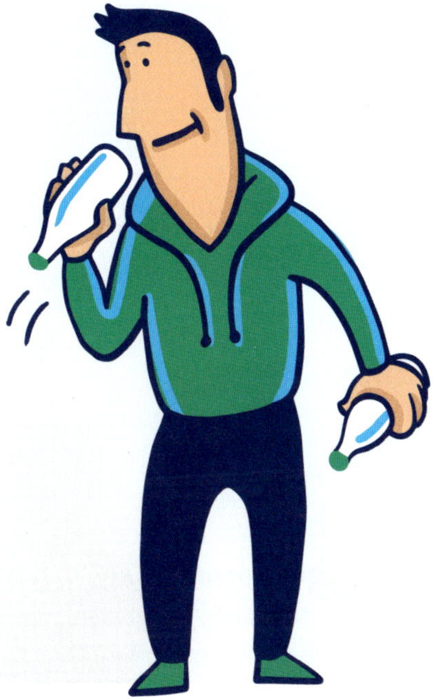

Crashkurs Osteoporose

Beginnen wir mit Basiswissen – je besser Sie die Krankheit verstehen, desto besser können Sie mit ihr umgehen.

Was ist Osteoporose?

Was genau passiert da eigentlich im Körper bei Osteoporose – was kann man dagegen tun?

Osteoporose ist eine Störung des Knochenstoffwechsels, durch die es zu einem Verlust an Knochenmasse kommt. Tatsächlich ist langsamer Knochenschwund nach dem 35. Lebensjahr eine normale altersbedingte physiologische Erscheinung. Bei Osteoporose ist der Schwund aber besonders deutlich ausgeprägt, wobei es viele verschiedene Ursachen gibt. Sie ist ein weltweit verbreitetes Gesundheitsproblem; die WHO hat darauf reagiert und sie auf die Liste der 10 wichtigsten Volkskrankheiten gesetzt.[1]

Durch die Stoffwechselstörung kommt es zu einem Ungleichgewicht zwischen den knochenaufbauenden und den knochenabbauenden Zellen. Im Knochen findet nämlich, ähnlich wie auf einer Baustelle, ein reger ständiger Aufbau, Abbau und Umbau statt. Wir sehen unsere Knochen nicht und denken, diese wären totes Material. Doch das Gegenteil ist der Fall, der Knochen ist lebendig und jede einzelne Zelle darin ist darauf programmiert, den Anforderungen an unseren Körper zu entsprechen.

Dies bedeutet aber im Umkehrschluss: Wenn keine Anforderungen da sind, wir uns wenig bewegen, unseren Körper nicht fordern und die Belastung immer weniger wird, hält dieser es auch nicht für nötig, Knochenmasse aufzubauen. Inaktivität begünstigt also den Knochenabbau. Wenn hingegen regelmäßig progressives Training (dies bedeutet Training mit stetig steigender Intensität) durchgeführt wird, wissen unsere Knochen, was zu tun ist, und arbeiten auf Hochtouren, um diesen Anforderungen gerecht zu werden.

Außer Bewegung und Sport spielen auch andere Risikofaktoren, z. B. mangelhafte Ernährung oder ein plötzlicher Hormonabfall in der Menopause, eine wichtige Rolle. Doch auch Männer sind immer häufiger von Osteoporose betroffen. In diesen Fällen können z. B. Bewegungs- und Ernährungsmängel, übermäßiger Alkohol- und Zigarettenkonsum oder andere Erkrankungen, die Osteoporose auslösen, die Ursache sein. Von dieser sogenannten sekundären Form sind sogar mehr Männer als Frauen betroffen.

Körperliche Aktivität und sportliche Betätigung finden sich in der Literatur als bedeutender Faktor in der Behandlung von Osteoporose. Durch die Bewegung der Muskulatur wird der darunter liegende Knochen stimuliert. Dies hat sowohl bei muskelaufbauendem Krafttraining als auch bei einfacher Bewegung an der frischen Luft eine positive Wirkung auf den Knochenstoffwechsel. Die Knochensubstanz ist, wie bereits erwähnt, ein lebendiges Gewebe. Es ist unter anderem von einer ausreichenden Stimulation über die Muskulatur, welche an den Knochen ansetzt, abhängig. Durch sportliche Betätigung werden aber auch Reaktion und Gleichgewichtssinn geschult, sodass der Gefahr unkontrollierter Stürze entgegengewirkt wird.

Was passiert im Körper, wenn wir Sport machen?

Der physikalische Reiz, welcher durch Bewegung den Knochen erreicht, entsteht durch Druck und Zug, welche Sehnen und Muskeln auf den Knochen ausüben. Dieser Reiz regt das Knochengewebe an, neue Knochenzellen zu bilden. Der Knochen passt sich den gebotenen Anforderungen in jedem Lebensalter an. Dieser Reiz wird in µStrain (Microstrain) gemessen, die Höhe des Wertes hängt vom jeweiligen Bewegungs- bzw. Reizausmaß ab.

Der Reiz auf den Knochen verursacht eine sogenannte Knochenverformung, welche in folgende vier Stufen unterteilt wird:

- Knochenverformung mit wenig oder null µStrain = trivial loading zone, fördert Knochenabbau. Das bedeutet, der Knochenabbau überwiegt den Knochenaufbau.
- Knochenverformungen bei Alltagsaktivitäten = physical loading zone, hält den Knochenabbau und den Knochenaufbau beim gesunden Erwachsenen im Gleichgewicht.
- Knochenverformungen durch regelmäßiges Training hervorgerufen = overload zone, die Knochenneubildung wird gefördert.
- Knochenverformungen durch pathologische Krafteinwirkung = pathologic overload zone, der Knochen bricht und wird mit einem nicht stabilen Material, dem Geflechtknochen, repariert[2].

Wie können wir uns diesen Reiz bildlich vorstellen? Was passiert innerhalb der Zellen, wenn wir unsere Knochen belasten? Stellen Sie sich einen Whirlpool vor: Durch das Eintreten von Luft ändert sich der Druck im Wasser. In unserem Fall ändert sich durch die Belastung auf den Knochen der Druck in der Flüssigkeit im Zwischenzellraum. Die sogenannten Osteozyten (spezielle Sensorenzellen) werden von dieser Flüssigkeit umspült und geben diese Information an andere Zellen weiter – alle Zellen im Knochen sind auf chemischer und elektrischer Basis vernetzt und kommunizieren miteinander. Diese Zellen reagieren dann mit entsprechender Knochenformation auf den Bewegungsreiz.

Bei einer Immobilität oder Inaktivität entsteht eine negative Knochenbalance, da durch die fehlende Muskelarbeit gegen die Schwerkraft nicht genügend Reiz auf den Knochen übertragen wird. Darum kommt es zum Beispiel bei Langzeit-Bettruhe, bedingt durch Schlaganfall, Lähmungen oder andere Verletzungen, und bei Astronauten zu einem Verlust an Knochenmasse.[3]

Bewegung ist also sehr wichtig, um Knochenmasse zu erhalten und die Bildung neuer Gewebezellen zu fördern. Es kommt durch körperliche Belastung zu einer erhöhten Aktivität der knochenaufbauenden Zellen und dadurch zu einer höheren Kollagenbildung und Kalziumeinlagerung. Die Spongiosa (schwammartiges Gewebe im Inneren des Knochens) wird positiv verändert. Dieses

Gewebe besteht aus einer verzweigten Struktur von Knochenbälkchen.

Die Spongiosa verleiht dem Knochen Elastizität, doch sie ist weniger widerstandsfähig als die äußere harte Schicht des Knochens (Kompakta). Diese hat eine hohe Dichte, da in diesem Gewebe einerseits rund 90 Prozent Kalzium und andere Minerale eingelagert sind und andererseits die gesamte Oberfläche geringer ist – die Spongiosa hat aufgrund der verzweigten, porösen Struktur eine viel höhere Gesamtoberfläche.

Wenn eine Kraft auf den Knochen einwirkt, werden diese Kräfte durch die Knochenstruktur abgefangen und verteilt. Bei Knochen mit viel Spongiosa ist die Struktur weniger dicht und die Knochenbälkchen können unter hoher Belastung oder bei Osteoporose leichter brechen oder nachgeben. Einen hohen Anteil von Spongiosa haben Wirbelkörper, Oberschenkelhals, Rippen, Handgelenk und das Fersenbein.[4] So wird auch verständlich, warum genau diese Knochen häufig brechen. Im höheren Alter ist bei einer Osteoporose-Erkrankung auch die Kompaktaschicht vom Knochenabbau betroffen.

Osteoporose und Sport

Springen und Stampfen, verschiedene Sprungübungen mit einem Seil, Stampfen beim Marsch am Platz, beim Warm-up, Skipping (kurze Trippelschritte am Platz mit Hochziehen der Knie) beim Warm-up, alles das stärkt unsere Knochen. Nach zweimaligem Training pro Woche mit je rund 30 Minuten in der Klinik und einmaligem Training pro Woche zu Hause war nach drei Monaten bei einer Studie im Uniklinikum Würzburg unter Oberärztin Franziska Jundt schon ein Knochenaufbau zu verzeichnen. Dieser sank jedoch nach Abbruch des Trainings wieder auf den Ausgangswert zurück. Bei dieser Studie wurden Personen mit Knochenmarkkrebs beobachtet. Bei dieser Erkrankung wird das Skelett immer poröser. Auch Ganzkörpervibrationstraining

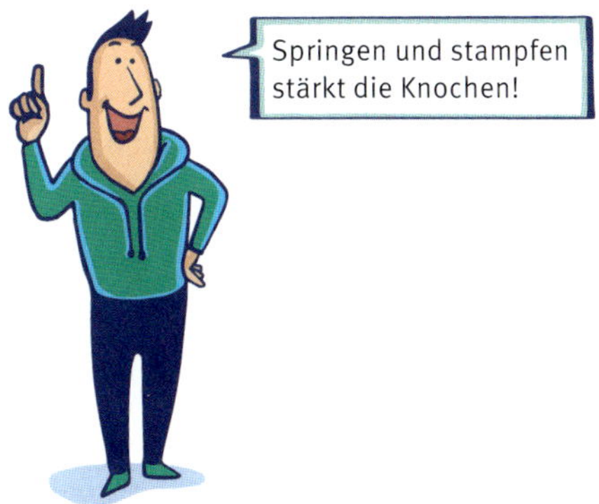

Osteoporose-Gymnastik – das gehört dazu

Die grundlegenden Bestandteile einer speziellen Osteoporose-Gymnastik sind:

- Warm-up (Seite 46)
- Gleichgewichts- und Koordinationsübungen in Verbindung mit sensomotorischem Training (Seite 50)
- Kräftigungsübungen mit Druck- und Zugübungen (Seite 57)
- Schnellkrafttraining (Gewichte schnell und kontrolliert heben)
- Mobilisationsübungen (Seite 77)
- Dehnungsübungen (Seite 80)
- Atemübungen (Seite 89)

mit speziellen Vibrationsplatten, welche für Osteoporose-Patienten und -Patientinnen entwickelt wurden, wirken durch ihr sanftes Vibrieren muskel- und somit auch knochenstärkend.[5]

Körperarbeit trägt wesentlich zum Erfolg der Osteoporosebehandlung bei, da Knochen und Muskulatur eine lebenslange Partnerschaft bilden. Der eine kann nicht ohne den anderen sein, wie in einer guten Ehe. Ein gut trainierter Muskel stimuliert den Knochen, mit zunehmender Kraft wächst damit dessen Belastbarkeit! Gezielte Übungen sollen durch Kräftigung – besonders wichtig sind Druck und Zug – die Muskeln stärken und somit auch die Knochen trainieren. Mobilisation, Dehnung und Atemübungen runden ein ganzheitliches Workout ab.

»Wie oft soll ich nun dieses Programm absolvieren?«, werde ich oft gefragt. Nun, je öfter, desto besser! Ein Richtwert: Wenn Sie zwei- bis dreimal pro Woche rund 45 Minuten das »Power for your bones«-Workout (Seite 37) durchführen und zusätzlich zwei- bis drei Mal pro Woche flotte Märsche von rund 20 bis 30 Minuten machen, werden Sie schon nach einigen Wochen Erfolge erzielen. Die Kraftübungen sollten Sie möglichst nur jeden zweiten oder dritten Tag durchführen und je nach Ihrer persönlichen Fitness oder dem Grad Ihrer Erkrankung 2–4 Sätze mit 10 bis 15 Wiederholungen absolvieren, damit die Muskelkraft gesteigert wird. Zwischen den Sätzen sollten Sie Pausen von 1 bis 3 Minuten je nach persönlichem Bedarf machen.[6] Wenn Sie Neuling beim Training sind, beginnen Sie mit einer geringen Anzahl von Wiederholungen und Sätzen. So können Sie Überlastungen oder gar Verletzungen, wenn Sie noch untrainiert sind, vermeiden.[7] Die Gleichgewichts- und Koordinationsübungen können täglich durchgeführt werden. Um bei diesen Übungen einen Trainingseffekt zu erzielen, sollten Sie dabei an Ihre Grenzen gehen. Sicherheit geht jedoch vor, daher achten Sie bitte darauf, immer eine stabile Haltemöglichkeit in der Nähe zu haben. Planen Sie auch täglich Bewegung im Alltag ein: Nehmen Sie z. B. die Treppe anstelle des Liftes.

Sieben spezielle Ziele möchten wir mit unserer Osteoporose-Gymnastik erreichen.

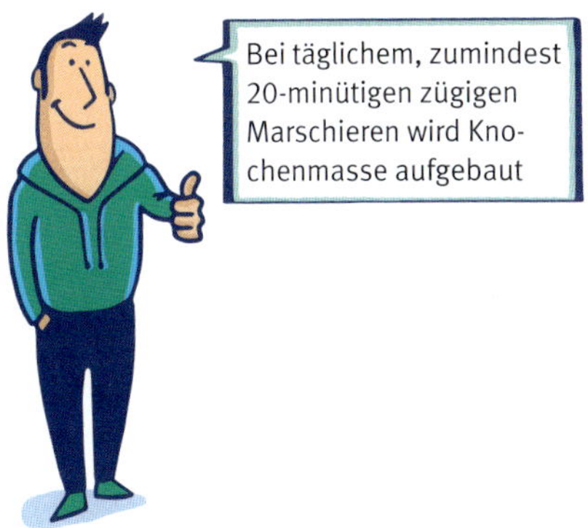
Bei täglichem, zumindest 20-minütigen zügigen Marschieren wird Knochenmasse aufgebaut

Die »Top Seven«:

- Stärkung und dadurch Stabilisierung der Rumpfmuskulatur
- Druck und Zug der Muskeln und Sehnen auf die Knochen, damit die knochenbildenden Zellen aktiviert werden
- Kräftigung des vorderen Oberschenkelmuskels zur Vermeidung von Stürzen
- Förderung einer aufrechten Haltung während des Workouts und im Alltag sowie Streckung der Brustwirbelsäule
- Training des Gleichgewichtssinns
- Linderung oder Vermeidung von Schmerzen
- Training der Atmung

Die Tabelle auf Seite 19 zeigt, welche Übungen welche Auswirkung bei Frauen vor und nach den Wechseljahren haben.[8]

Schwimmen

Wie sieht es mit Schwimmen aus, wird oft gefragt. Schwimmen im warmen Wasser hat auf jeden Fall eine therapeutische Wirkung bei Muskelverspannungen und Gelenksschmerzen. Als knochenaufbauende Maßnahme ist Schwimmen allerdings nicht geeignet, weil das Wasser Ihr Gewicht trägt. Dies bedeutet, dass Sie nicht mehr der Schwerkraft der Erde ausgesetzt sind, und genau diese benötigen wir, um den Knochen den passenden Reiz zu vermitteln.[9] Die einzige Ausnahme bildet der Aufenthalt in radonhaltigem Wasser. Radon ist ein Edelgas, welches die Zellteilung im Körper anregt. Dadurch werden die Knochenzellen angeregt, Knochenmasse zu bilden. Dies ist bei Osteoporose wünschenswert. Aber Achtung: Menschen mit Krebserkrankungen oder mit Schilddrüsenerkrankungen sollten sich nicht in radonhaltiges Wasser begeben, da sich eine Anregung der Zellteilung bei diesen Erkrankungen negativ auswirken könnte.

Radfahren

Studien zeigen an der Lendenwirbelsäule keine positive Wirkung in Bezug auf die Knochendichte. Beim Oberschenkelhals konnte durch Radfahren die Knochendichte erhalten werden.[10]

Osteoporosegeeignete Aktivitäten

Folgende Sportarten und Aktivitäten haben sich im Hinblick auf Knochenstärkung bewährt:

- Flotte Märsche (langsames Spazieren übt zu wenig Reiz auf den Knochen aus)
- Wandern (bergab besonders gut für die Knochen, leider nicht so gut für die Kniegelenke)
- Tanzen
- Nordic Walking
- Tai Chi, Qi Gong (fördert koordinative Fähigkeiten, dadurch sturzvorbeugendes Training)
- Jogging
- Hopserlauf
- Beidbeinige Sprünge
- Trampolinspringen
- Vibrationstraining
- Gerätegestütztes Training
- Treppen steigen

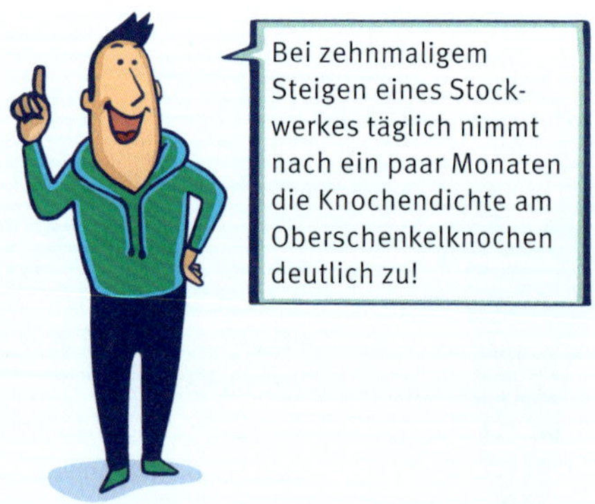
Bei zehnmaligem Steigen eines Stockwerkes täglich nimmt nach ein paar Monaten die Knochendichte am Oberschenkelknochen deutlich zu!

Wertigkeit und Auswirkung unterschiedlicher körperlicher Aktivtäten

Übungen	Beispiel	Verringert den Verlust an Knochenmineraldichte
Statische Übungen/Aktivitäten mit Eigengewichtsbelastung* (*=Übungen/Aktivitäten/Training in aufrechter Körperposition ohne Immersion (z. B. ohne Auftrieb des Wassers)	Einbeinstand	Proximales Femur (oberes Ende des Oberschenkelknochens) Bei postmenopausalen Frauen
Dynamische Übungen/Aktivitäten mit Eigengewichtsbelastung* von geringer Intensität (*=Übungen/Aktivitäten/Training in aufrechter Körperposition ohne Immersion, z. B. ohne Auftrieb des Wassers)	Zügiges Gehen, Tai Chi	Lendenwirbelsäule (LWS) Bei postmenopausalen Frauen
Dynamische Übungen/Aktivitäten mit Eigengewichtsbelastung* von hoher Intensität (*=Übungen/Aktivitäten/Training in aufrechter Körperposition ohne Immersion, z. B. ohne Auftrieb des Wassers)	Jogging, Springen, Laufen, Tanzen, Ganzkörpervibration	LWS Proximales Femur Bei prämenopausalen Frauen
Übungen mit geringer Intensität und ohne Eigengewichtsbelastung	Übungen gegen geringe Widerstände und mit hoher Wiederholungszahl	Kein Effekt
Übungen gegen hohe Intensität und ohne Eigengewichtsbelastung	Progressives Widerstandstraining gegen hohe Widerstände (z. B. Gewichte) und mit geringer Wiederholungszahl	LWS Proximales Femur Bei prä- und postmenopausalen Frauen
Kombinierte Trainingsprogramme: Eigengewichtsbelastung* (*=Übungen/Aktivitäten/Training in aufrechter Körperposition ohne Immersion, z. B. ohne Auftrieb des Wassers) hohe Widerstände Körperbalance Flexibilität	Aerobes Training, z. B. Jogging, Stufen steigen, zügiges Gehen und progressives Widerstandstraining und Tai Chi, Tanzschritte, sicherer Einbeinstand, Stretching	LWS Proximales Femur Bei postmenopausalen Frauen + Frakturprävention

Ernährung bei Osteoporose

Auch mit der Ernährung können Sie Ihren Knochen Gutes tun – lesen Sie hier, wie Sie Einfluss nehmen können.

Wenn Sie zusätzlich zu Ihren speziellen Osteoporose-Übungen die weiteren Faktoren zur Vorbeugung und Behandlung von Osteoporose beachten, haben Sie gute Aussichten, den Krankheitsverlauf zu verzögern oder gar zu stoppen. Im besten Fall können Sie Ihre Knochengesundheit sogar verbessern.

Eine gezielte Ernährung, bei der Sie sich die empfohlenen Vitamine und Mineralstoffe zuführen, kann eine wichtige Rolle spielen.

Säure-Basen-Haushalt

Das Thema Übersäuerung spielt eine wichtige Rolle bei Osteoporose, sodass Sie immer darauf bedacht sein sollten, genügend basenspendende Lebensmittel im Sinne eines ausgeglichenen Säure-Basen-Haushaltes zu sich zu nehmen.

Eine latente Übersäuerung muss erkannt und durch Basenzufuhr über die Ernährung ausgeglichen werden. Mit speziellen Teststreifen aus der Apotheke kann man als Laie den pH- Wert im Harn testen.

Diese Tests geben aber nur Auskunft über den momentanen PH-Wert des Harns. Daher empfiehlt es sich, mehrmals über den Tag verteilt zu testen. Genauere Tests werden in Labors durchgeführt. Bei einer länger andauernden sauren Stoffwechselsituation im Körper muss der Organismus Mineralstoffe mobilisieren, um den Säure-Basen-Haushalt auszugleichen. Die wichtigsten Mineralstoff-Depots (Kalzium, Magnesium und Phosphat) des menschlichen Körpers liegen in Knochen und Zähnen! Ständiger Abbau aufgrund einer latenten Übersäuerung kann zu Mineralstoffmangel führen. Dadurch kann sich eine Osteoporose-Erkrankung entwickeln. Natürlich spielen immer mehrere Faktoren bei der Entstehung einer Erkrankung mit, aber eine latente Übersäuerung stellt definitiv einen Risikofaktor dar. Ein ausgewogenes Verhältnis von Säuren und Basen ist daher das Ziel.

Die Zufuhr von Basen kann nur von außen erfolgen (Ernährung). Die Zufuhr von Säuren kann von außen und innen erfolgen, da im Rahmen des Stoffwechsels saure Stoffwechselprodukte entstehen. Obst und Gemüse bilden Basen, auch interessanterweise jene, die eigentlich sauer schmecken, wie zum Beispiel Zitronen.[11]

Vegane und vegetarische Ernährung

Eine rein pflanzliche Ernährung wirkt sich zwar günstig auf den Säure-Basen-Haushalt aus, doch es könnte die Kalziumversorgung darunter leiden, wenn nicht ausreichend Milch und Milchprodukte konsumiert werden.[12] Bei einer rein veganen Ernährung könnte zudem ein Vitamin-B12-Mangel auftreten. Dieses Vitamin findet sich nur in tierischen Lebensmitteln.[13] Eine spezielle Ernährungsberatung im Sinne der Knochengesundheit ist bei diesen Ernährungsformen zu empfehlen.

Wichtig für den Säure-Basen-Haushalt sind obendrein:

- Ausreichend Bewegung: Über die Lunge wird Kohlensäure als Regulativ des Säure-Basen-Haushaltes abgeatmet.
- Ausreichend Wasser trinken, damit saure Stoffwechselprodukte über die Nieren ausgeschieden werden können.
- Ausgeglichene Ernährung, ein Drittel der Mahlzeit Fleisch (zwei- bis dreimal pro Woche), zwei Drittel basische

Beilagen wie zum Beispiel Gemüse und Kartoffeln.

- Eventuell könnten Mineralstoffnahrungsergänzungen oder morgens ein Esslöffel Bioapfelessig auf ein Glas lauwarmes Wasser zur Entsäuerung beitragen.
- Bewährt haben sich auch Voll- oder Teilbäder (Fuß- und/oder Handbäder auch bei Arthrose empfohlen) mit Basenpulver.

Verwenden Sie frische, wenn möglich biologische Lebensmittel und bereiten Sie diese in einfachen Speisen selbst zu. Industriell verarbeitete Lebensmittel enthalten oftmals zu viel Salz, Zucker, Transfette oder Phosphate.

Was ist was bei Lebensmitteln?

Lebensmittel, die basisch verstoffwechselt werden, z. B.:

- Alle Gemüsesorten
- Kartoffeln
- Obst
- Gewürze
- Kräuter
- Salate
- Mandeln
- Maroni
- Walnüsse
- Gemüsesäfte
- Fruchtsäfte

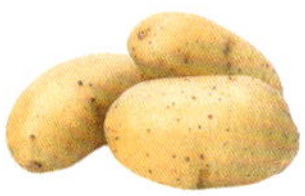

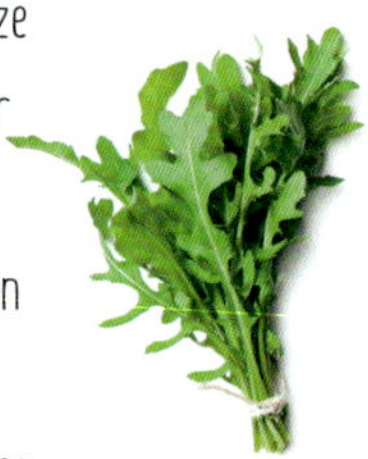

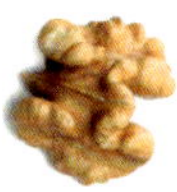

Lebensmittel, die sauer verstoffwechselt werden, z. B.:

- Jede Form von Eiweiß, allen voran tierisches Eiweiß wie Fleisch, Fisch, Milchprodukte wie Quark, Joghurt oder Käse
- Kohlensäurehaltige Getränke
- Kaffee
- Zucker
- Weißmehl

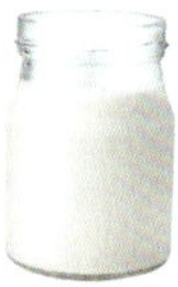

Schwache Säurebilder (wegen ihrer vielen Nährstoffe für die Knochengesundheit trotzdem empfohlen), z. B.:

- Getreide
- Hülsenfrüchte
- Samen
- Tofu

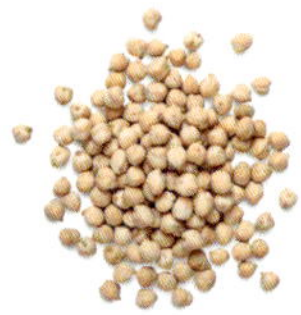

Neutrale Lebensmittel:

- Wasser
- Pflanzenöle
- Butter

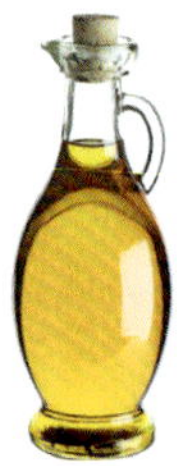

Basisch und entgiftend

Basensuppe

2 Liter Wasser • 1 Bund Suppengrün • 3 Karotten geschnitten • ½ Stange Lauch • Pfefferkörner • Etwas Salz • 1 Bund Liebstöckl

Ca. 30 Minuten köcheln, abseihen und in Gläser füllen, ist im Kühlschrank einige Tage haltbar

Nährstoffe

Unsere Knochen benötigen zu ihrer Gesunderhaltung bestimmte Nährstoffe; diese werden über das Blut zu den Knochen transportiert. Ihre Knochen sind darauf angewiesen, dass diese Nährstoffe über die Ernährung zugeführt oder gegebenenfalls in Form von Nahrungsergänzungsmitteln von Ihnen konsumiert werden. Wir wollen unsere Knochen lange gesund erhalten; wir dürfen sie also nicht »verhungern« lassen. Durch Bluttests können Nährstoffmängel aufgedeckt werden und es können dann gegebenenfalls Nährstoffe nach Bedarf zugeführt werden. Sprechen Sie mit Ihrem Arzt darüber.

Schauen wir uns die verschiedenen Mineralien, Spurenelemente, Vitamine und sonstigen Nährstoffe an, die Ihre Knochen unbedingt brauchen (siehe auch Seite 33).

Kalzium

Kalzium ist ein wesentlicher Baustein des Knochengewebes. Der Körper benötigt ausreichende Mengen an Kalzium, um Knochen stark und gesund zu halten. Kalzium trägt zur Festigkeit der Knochen bei und spielt eine wichtige Rolle bei der Knochenbildung und -reparatur. Alle grünen Gemüsesorten wie Grünkohl, Brokkoli, Lauch, Fenchel und alle grünen Blattsalate sowie Löwenzahn und Brennnessel enthalten unter anderem viel Kalzium und sollten jeden Tag abwechselnd und je nach Geschmack und Saison Ihren Speiseplan bereichern. Kurz gesagt: Alles, was grün ist, sollten Sie täglich essen für eine ausreichende Zufuhr an Kalzium.

Milch und Milchprodukte sind ebenfalls wichtige Kalziumspender. Eine Extraportion Kalzium lässt sich auch mit kalziumreichem Mineralwasser zuführen. Ein Schuss Fruchtsaft im Mineralwasser ist

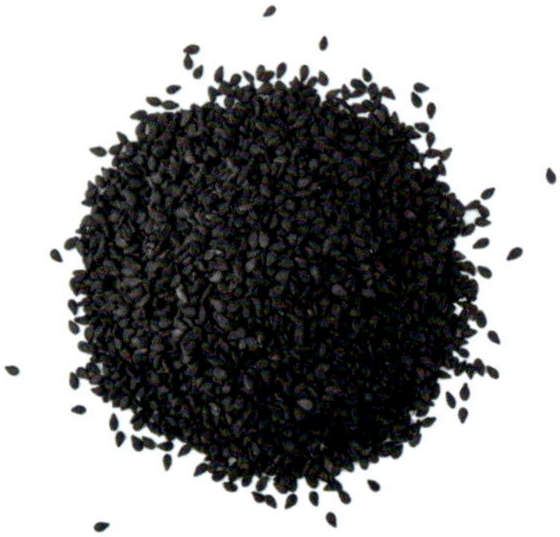

© SIRICHAYAPAT/stock.adobe.com

empfehlenswert, durch das darin enthaltene Vitamin C kann das Mineral besser verstoffwechselt werden. Besonders kalziumreiches Obst sind Orangen, Kiwi, Beeren, Feigen und Datteln. Nüsse, Mandeln, Sesam (insbesondere der schwarze Sesam) und Mohn spenden ebenfalls viele Nährstoffe für die Knochen.

Kalzium in Form von Nahrungsergänzungsmitteln sollte immer von Ihrem Arzt oder Ihrer Ärztin verordnet werden. Kalziumzitrat ist in diesem Fall dem billigeren Kalziumcarbonat vorzuziehen, da es vom Körper gut aufgenommen werden kann. Auch bei Einnahme von Magensäureblockern kann Kalziumzitrat verstoffwechselt werden. Eine weitere Alternative als Nahrungsergänzung sind Korallenkalzium oder Kalzium aus Algen. Eine spezielle Rotalgenart namens Lithothamnium calcareum ist besonders reich an pflanzlichem Kalzium und zeichnet sich durch eine hohe Bioverfügbarkeit aus, d.h., das Kalzium kann gut vom Körper aufgenommen werden.[14] Durch die pflanzliche Herkunft kann diese Kalziumquelle auch bei vegetarischer oder veganer Ernährung genutzt werden. Das Kalzium aus der Alge wird in Pulverform in Apotheken angeboten, das Korallenkalzium gibt es in Kapselform. Über Richtwerte für den täglichen Kalziumbedarf für verschiedene Personengruppen gibt folgende Tabelle Auskunft.

Kalziumbedarf in mg pro Tag für verschiedene Personengruppen

Kleinkinder	900 mg/Tag
Kinder	1000–1200 mg/Tag
Jugendliche	1200 mg/Tag
Erwachsene	1000 mg/Tag
Schwangere und Stillende	1000–1500 mg/Tag
Frauen nach den Wechseljahren	1500 mg/Tag

Empfehlung: Führen Sie eine Zeit lang ein Ernährungstagebuch, um Ihre tägliche Kalziumzufuhr festzustellen.

Kalziumgehalt einiger Lebensmittel[15]

Lebensmittel	Zum Beispiel	Kalziumgehalt in mg
Milchprodukte	1 Glas Milch 1 Becher Joghurt 100 g Emmentaler 100 g Butterkäse (50 % Fett) 100 g Topfen (40 % Fett)	ca. 240 ca. 190 ca. 1100 ca. 750 ca. 120
Gemüse	200 g Grünkohl 200 g Brokkoli 20 g Schnittlauch	ca. 424 ca. 210 ca. 25
Obst	1 Orange (200 g) 1 Apfel (100 g) Johannisbeeren (100 g)	ca. 84 ca. 7 ca. 30
Brot	100 g Roggenvollkornbrot 100 g Weizenvollkornbrot (jeweils ca. 2 Scheiben)	ca. 23 ca. 42

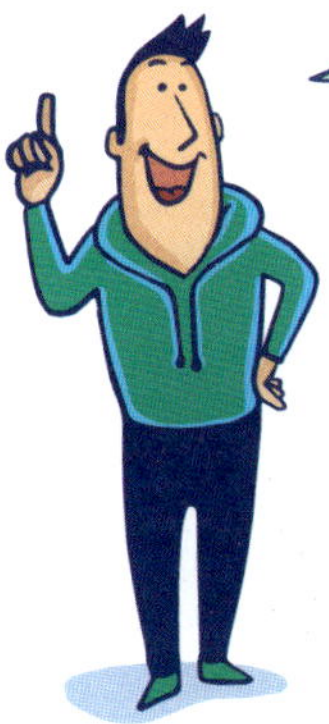

Schwarzer Sesam ist ein besonderer Kalziumlieferant: 100 g liefern rund 780 mg Kalzium, 100 ml Milch rund 120 mg.

Phosphat

Der Gegenspieler von Kalzium ist das Phosphat. Das Mineral ist für die Stabilität der Knochensubstanz generell bedeutend. Ein Zuviel an Phosphat kann sich aber negativ auf den Knochenstoffwechsel auswirken. Wenn über die Ernährung zu viele Phosphate zugeführt werden, binden diese im Magen-Darm-Trakt freies Kalzium, das dadurch nicht verstoffwechselt werden kann.

Viele Lebensmittel enthalten einen hohen Anteil an Phosphat, darunter Fastfood, Limonaden, Fleischbrühe, Schmelzkäse, Fleisch und Wurstwaren.

Daher sollte der Anteil an Kalzium in der Nahrung stets höher sein als der Anteil an Phosphat. Es wird ein Verhältnis von 2:1 empfohlen. Solch ein günstiges Verhältnis haben zum Beispiel Brokkoli und Grünkohl sowie Milch und Milchprodukte.[16]

Silizium

Silizium ist Bestandteil der knochenaufbauenden Zellen und hilft bei der Mineralisation der Knochen. Durch den kollagen- und elastinbildenden Faktor hält es aber auch die Blutgefäße geschmeidig und gibt dem Bindegewebe Elastizität.

Hafer, Gold- und Braunhirse sowie Buchweizen und Haferflocken enthalten viel von dem Spurenelement Silizium, welches für gesunde Gelenke und Knochen unverzichtbar ist.

Silizium findet sich zum Beispiel auch in Grünkohl, in Datteln, im Zinnkraut, in Kartoffeln und Brennnesseln. Eventuell empfiehlt es sich sogar, eine Kur mit Silizium als Nahrungsergänzung durchzuführen, wenn Sie mit der Ernährung, aus welchen Gründen auch immer, nicht genügend Silizium zuführen können. Zähneputzen mit Siliziumpulver festigt das Zahnfleisch, eine Gesichtswäsche mit Siliziumpulver schenkt Ihnen eine straffe Gesichtshaut.

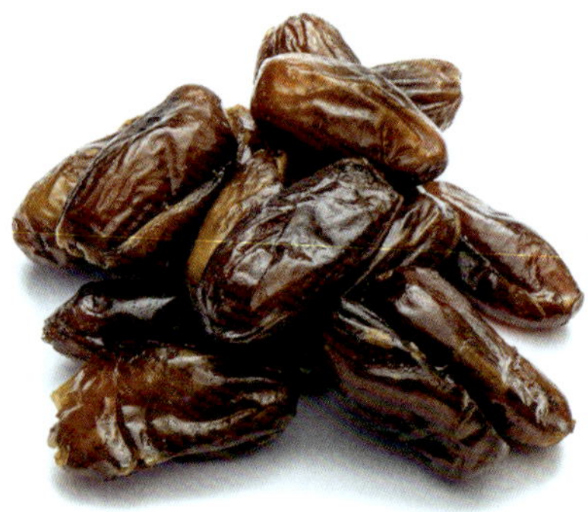

Osteoporosekur mit Schüßlersalzen:

- Nr. 1 Calcium floratum D6, D12
- Nr. 7 Magnesium phosphoricum D6, D12
- Nr. 11 Silicea D6, D12

Je Salz und Potenz zwei Tabletten über den Tag verteilt (auch in Tropfenform erhältlich)[17]

Eiweiß

Da Ihre Muskeln und, im Sinne ihrer lebenslangen Partnerschaft, die Knochen auch tierisches Eiweiß benötigen, können Sie dreimal pro Woche Fleisch und Fisch mit einer großen Portion basischer Beilagen wie Kartoffeln und Gemüse essen.

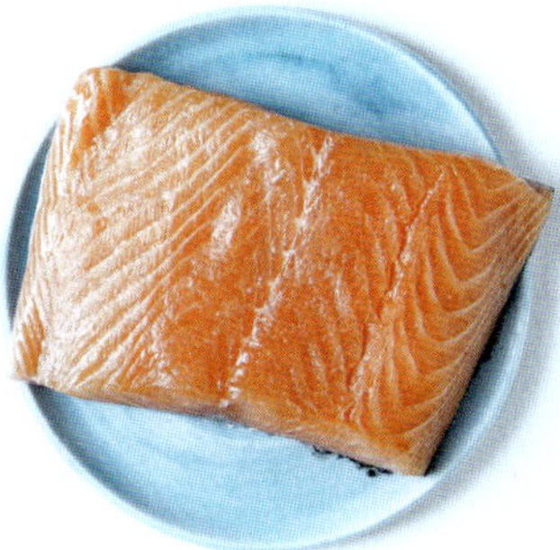

Mangelernährung im Sinne von zu wenig Zufuhr von verwertbarem Eiweiß wird unter anderem für Sarkopenie (Muskelschwund) verantwortlich gemacht. Verminderte Muskelkraft wiederum kann zu vermehrten Knochenabbau, dadurch Knochenbruch- und Sturzrisiko führen. Empfohlen wird, rund 1 Gramm Eiweiß pro Kilogramm Körpergewicht pro Tag zuzuführen.[18]

Ideal ist die Kombination von tierischem Eiweiß (Milch, Eier, Fleisch) und pflanzlichem Eiweiß (Hülsenfrüchte, Sojaprodukte) in einer Mahlzeit, da diese Kombination besonders gut vom Körper aufgenommen werden kann (hohe »Bioverfügbarkeit«).[19] Hülsenfrüchte sind wegen ihres hohen Gehaltes an pflanzlichem Eiweiß ebenfalls empfohlene Lebensmittel und gute Eiweißquellen für Vegetarier und Veganer. Dazu zählen unter anderem Bohnen, Erbsen, Kichererbsen, Linsen und Sojabohnen.

Magnesium

Neben Kalzium wirkt auch Magnesium einer Übersäuerung entgegen. Säure hemmt die Aktivität der knochenaufbauenden Zellen und fördert die Aktivität der knochenabbauenden Zellen. Ein Mangel von Kalzium und Magnesium führt langfristig zum Verlust an Knochenmasse und steigert das Osteoporoserisiko. Magnesium sorgt für die Festigkeit von Knochen und Zähnen und sollte in Prävention und Therapie von Osteoporose nicht fehlen. Schon ein geringer Magnesiummangel gilt als Risikofaktor. Eine Tasse Erbsen, grünes Gemüse, Bohnen sowie Vollkornprodukte und Haferflocken decken den Bedarf an Magnesium. Die empfohlene Tagesmenge beträgt für Frauen rund 300 mg und für Männer rund 350 mg pro Tag.[20]

Vitamine C, A, B6, B12, Folsäure

Mit einer ausgewogenen, frisch zubereiteten Ernährung decken Sie auch den Bedarf an Vitamin C (enthalten zum Beispiel in roter Paprika, Zitrusfrüchten, Beerenfrüchten, Hagebutten, Kiwi, Tomaten, Spinat, Kartoffeln, Grünkohl). Wie bereits erwähnt, unterstützt das Vitamin die Aufnahme von Kalzium aus der Nahrung. Vitamin C ist ein wichtiger Faktor bei der Bildung von Kollagen, dieses ist wiederum ein wichtiger Bestandteil des Knochengewebes. Auch regt das Vitamin das Wachstum der knochenaufbauenden Zellen an.

Den Vitaminen B6, B12 und Folsäure wird ein positiver Einfluss auf die Stimulation der knochenaufbauenden Zellen zugesagt. Ein Mangel an den Vitaminen B6, B12 und Folsäure kann den Homocysteinspiegel im Körper erhöhen. Wenn dieser zu hoch wird, wird vermehrt Knochengewebe abgebaut. Diese Vitamine finden sich in Rindfleisch, Huhn, Hering, Rinderleber, Grünkohl und Bananen. Besonders viel Folsäure enthält Petersilie. Die Wirkungsweise von Vitamin A in Zusammenhang mit dem Knochenstoffwechsel ist noch nicht vollkommen erforscht. Ein Mangel scheint mit einem erhöhten Knochenbruchrisiko einherzugehen.[21] Vitamin A ist unter anderem in Karotten enthalten. Im Sinne der Knochengesundheit sollten aber auch Spurenelemente wie Zink, Bor, Kupfer und das bereits erwähnte Silizium nicht fehlen. Zink ist ein Spurenelement, welches für die Knochenkollagenbildung wichtig ist. Gute Zinkquellen sind unter anderem Meeresfrüchte, Leber, Fleisch und Milchprodukte. Das Spurenelement Bor ist in Rosinen, Haselnüssen, Mandeln, Datteln, Erdnüssen, Walnüssen und im Trinkwasser enthalten. Kupfer findet sich unter anderem in Vollkornprodukten, Hülsenfrüchten, Kakao und in Innereien.

Öle

Im Sinne der Knochengesundheit sollte auch auf eine ausgewogene Zufuhr von hochwertigen Ölen über die Ernährung Wert gelegt werden. Die ausreichende Zufuhr von Omega-3-Fettsäuren kann der Bildung von körpereigenen Entzündungsbotenstoffen entgegenwirken. Omega-3-Fettsäuren sind somit die natürlichen Gegenspieler der entzündungsfördernden Arachidonsäure, welche in tierischen Nahrungsmitteln enthalten ist. Eine Ausnahme bildet hier Milch, welche nur wenig von dieser Säure enthält.[22] Omega-3-Fettsäuren tierischen Ursprungs sind in Lachs, Hering, Thunfisch, Makrele enthalten. Pflanzliche Quellen sind Rapsöl, Walnussöl oder Leinöl. Weniger günstig wirken sich Omega-6-Fettsäuren im menschlichen Organismus aus. Sie stehen in Verdacht, entzündungsfördernde Prozesse im Körper zu forcieren. Was hat das mit Osteoporose zu tun? Nun, Forschungen haben ergeben, dass Entzündungen im Knochengewebe die Entstehung von Osteoporose fördern können. Omega-6-Fettsäuren findet man in Sonnenblumenöl, Maiskeimöl, Distelöl, Weizenkeimöl, Kürbiskernöl, Traubenkernöl, Sojaöl, Erdnussöl. Empfohlen im Sinne der Knochengesundheit werden auch Omega-9-Fettsäuren. Diese sind vorwiegend enthalten in Olivenöl, Avocado, Haselnussöl, Mandelöl, Erdnussöl und wieder Kürbiskernöl. Manche Öle enthalten verschiedene Fettsäuren. Die Angaben hier beziehen sich auf den überwiegenden Teil der Inhaltsstoffe. Es gilt also, verschiedene Speiseöle zu verwenden, wobei Sie weniger Omega-6-haltige Öle konsumieren sollten. Zwei Esslöffel Öl pro Tag als Dressing über den Salat sind empfohlen.

Vitamin D

Vitamin D3 (als Sonnenvitamin bekannt) spielt eine entscheidende Rolle bei der Regulierung des Kalzium- und Phosphatstoffwechsels, was für die Aufrechterhaltung gesunder Knochen und Zähne wichtig ist. Wenn nicht genügend Vitamin D im Körper zur Verfügung steht, können Sie noch so viel Kalzium zuführen, es wird dem Körper nicht möglich sein, dieses zu verstoffwechseln, denn Vitamin D ist wichtig für die Aufnahme von Kalzium aus dem Darm.

Darüber hinaus unterstützt Vitamin D das Immunsystem, fördert die Muskelgesundheit, beeinflusst die Zellteilung und trägt möglicherweise zur Vorbeugung einiger chronischer Krankheiten bei. Vitamin D wird hauptsächlich durch die Sonneneinstrahlung auf die Haut und in geringeren Mengen über bestimmte Lebensmittel aufgenommen. Achten Sie bitte darauf, mit freien Armen, freiem Dekolleté und unbedecktem Gesicht (schon eine große Sonnenbrille kann zu viel sein) jeden Tag mindestens 15 bis 20 Minuten Sonnenlicht zu tanken. Personen, welche sich berufsbedingt den ganzen Tag in geschlossenen Räumen aufhalten müssen, oder jene, welche aus religiösen Gründen nur verschleiert aus dem Haus gehen, haben ein erhöhtes Risiko, einen Vitamin-D-Mangel zu entwickeln.

Vorsicht, Räuber!

Knochensubstanzräuber sind: Zucker, Weißmehl, hoher Eiweißkonsum, Salz, zu viel Phosphate in Fertigprodukten (E-450, E 338-341), Limonaden, Cola, Alkohol und Nikotin. Mit frischen Kräutern oder auch im Winter mit getrockneten Kräutern, die Sie großzügig über Ihre Speisen streuen, lässt sich viel Salz als Würze einsparen.

Zumindest 15 bis 20 Minuten lang sollte je nach Hauttyp ohne Sonnenschutzmittel möglich sein, ohne dass Sie einen Sonnenbrand bekommen. Sonst kann kein Vitamin D gebildet werden. Bereits ab dem Sonnenschutzfaktor 8 ist die Vitamin D-Synthese in der Haut um 97,5 Prozent reduziert.[23] Seien Sie jedoch vorsichtig, Sonnenbrand soll wegen erhöhtem Hautkrebsrisiko nicht entstehen. Bei einem Aufenthalt von rund 30 Minuten im Sonnenlicht wird ein gesunder Körper rund 10 000 internationale Einheiten (IE) Vitamin D bilden. Bedenkt man, dass rund 1000 internationale Einheiten (IE) pro Tag als Grundempfehlung gelten, ist dies ein sehr hoher Wert. Dennoch kann über diese natürliche Zufuhr keine Überdosierung stattfinden. Der Überschuss wird vom Körper ganz einfach für schlechtere Zeiten gespeichert.

In den Wintermonaten sollte Vitamin D in Form von Nahrungsergänzungsmitteln zugeführt werden. Sprechen Sie mit Ihrem Arzt, Ihrer Ärztin darüber! Ohne medizinische Verordnung sollten Sie keine Vitamin-D-Präparate einnehmen, da das Risiko einer Überdosierung besteht, die zu körperlichen Schäden führen kann. Handeln Sie also nicht auf eigene Faust! Bei Sonneneinstrahlung besteht dieses Risiko aber nicht – Sie können also unbesorgt den ganzen Tag im Freien verbringen, wenn Sie wollen.

Eine Studie an 3000 Altenheimbewohnern und -bewohnerinnen ergab, dass durch die Verabreichung von 800 internationalen Einheiten Vitamin D und 1200 mg Kalzium pro Tag die Häufigkeit von Oberschenkelhalsbrüchen um rund 26 Prozent sank.[24] Nur rund 20 Prozent des Vitamin D kann über die Ernährung zugeführt werden. Vitamin D enthalten zum Beispiel Pfifferlinge, fette Fische wie Hering, Lachs, Heilbutt sowie Forelle, Eigelb und Avocado.

Wie hoch die tägliche Zufuhr von Vitamin D letztendlich sein soll, lässt sich nicht vereinheitlichen. Es kann durchaus sein, dass bei Mangelerscheinungen zunächst eine sogenannte Aufsättigungsdosis als Nahrungsergänzung eingenommen werden muss, welche dann später in eine Erhaltdosis übergehen kann. Am besten ist es, den Vitamin-D-Wert (25-Hydroxyvitamin-D-Serumtest) im Blut bestimmen zu lassen und dann die verschriebene Dosis in Tropfenform einzunehmen. Der Wert im Serum sollte zumindest 30 Nanogramm pro Milliliter (ng/ml) oder 75 Nanomol pro Liter (nmol/l) (manche Labore verwenden diese Maßeinheit) betragen. Es gibt Ärzte, welche einen Wert von 60 bis 100 ng/ml befürworten, man nennt dies auch das »tropische Optimum«.

Vitamin K2

Einen weiteren wichtigen Stellenwert bei Prävention und Behandlung von Osteoporose nimmt Vitamin K2 (unter anderem im Sauerkraut, Joghurt und fermentier-

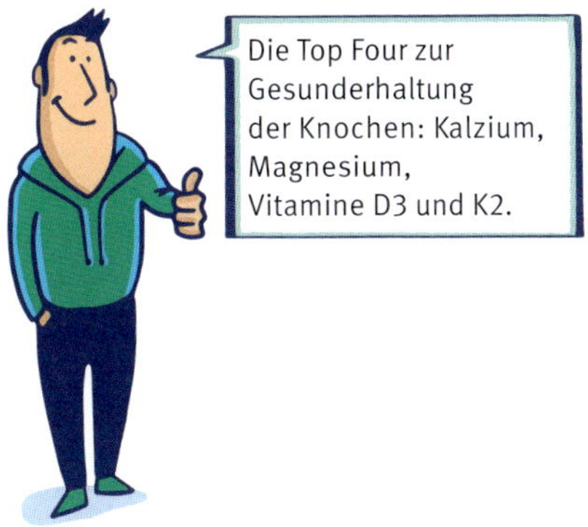
Die Top Four zur Gesunderhaltung der Knochen: Kalzium, Magnesium, Vitamine D3 und K2.

ten Lebensmitteln enthalten) ein. Dieses wird in Japan bereit seit vielen Jahren Osteoporose-Patienten und Patientinnen verabreicht. Auch in Deutschland und Österreich ist mittlerweile bekannt, dass Vitamin K2 (nicht zu verwechseln mit K1, welches für die Blutgerinnung zuständig ist) in Kombination mit Vitamin D einen positiven Effekt auf unseren Knochenstoffwechsel hat. (Es gibt Kombinationspräparate in Tropfenform mit Vitamin D und K2.) Durch Vitamin K2 wird der Aufbau der Knochengrundsubstanz positiv unterstützt. Das Vitamin ermöglicht die Anheftung des Kalziums an die Knochenzellen.

Wie bereits erwähnt, steuert Vitamin D die Aufnahme des Kalziums aus dem Darm, während Vitamin K2 dafür sorgt, dass das Kalzium dort eingelagert wird, wo wir es benötigen, nämlich in unseren Knochen. Ein Mangel an Vitamin K2 kann zum einen zu einer Entkalkung von Zähnen und Knochen und zum anderen zu einer Verkalkung von Blutgefäßen führen. In Japan sind jene Frauen, welche häufig Natto essen, klar im Vorteil. Natto besteht aus fermentiertem Soja und enthält viel Vitamin K2, dadurch kommt es zu verringerter Osteoporoseneigung und zu weniger Hüftgelenksbrüchen.[25] Dieses Beispiel soll Ihnen die Relevanz des Vitamin K2 in der Vorbeugung und Behandlung von Osteoporose veranschaulichen.

Lassen Sie sich bezüglich Vitamin K1 und K2 von Ihrem Arzt, Ihrer Ärztin beraten. Wenn Sie nämlich blutverdünnende Medikamente einnehmen müssen, könnte es in Bezug auf das Vitamin K1 zu einer Wechselwirkung kommen. K1 ist hauptsächlich in grünen Gemüsesorten enthalten. Das Vitamin K2 spielt diesbezüglich keine Rolle, dennoch ist eine ärztliche Abklärung empfohlen. Unser Körper ist nämlich in der Lage, aus dem zugeführten Vitamin K1 mittels Darmbakterien einen Teil des Bedarfs an Vitamin K2 selbst herzustellen.

Phytohormone, bioidentische Hormone

Im Falle eines Hormonabfalls sprechen Sie bitte mit Ihrem Arzt, Ihrer Ärztin darüber, ob eine Zufuhr von pflanzlichen Hormonen, sogenannten Phytohormonen, oder eventuell die Zufuhr von bioidentischen Hormonen in Ihrem Fall von Vorteil wäre. Durch die verringerte Produktion von Geschlechtshormonen in der Menopause kommt es zu vermehrter Produktion von Eiweißsubstanzen im

Achtung!

Kalziumreiche Lebensmittel gleichzeitig mit Nahrungsmitteln zu essen, welche einen hohen Fettgehalt haben, ist nicht empfohlen. Das enthaltene Kalzium verbindet sich mit den Fetten und kann so vom Körper schlecht verstoffwechselt werden.
Oxalsäure verbindet sich ebenfalls mit Kalzium. Lebensmittel, welche viel Oxalsäure enthalten, sind in Maßen aber durchaus »erlaubt«. Wenn Sie allerdings ein Kalziumpräparat einnehmen, denken Sie daran, dieses mit zwei Stunden Zeitunterschied zu oxalsäurehaltigen Lebensmitteln zuzuführen. Oxalsäure findet sich vorwiegend in Spinat, roten Rüben, Paprika, Rhabarber, Kakao und Schokolade.
Phytinsäure bindet Kalzium, ähnlich wie Oxalsäure. Es ist zum Beispiel in der Außenhaut des Getreidekorns oder in der Kleie enthalten. Auch hier gilt die Regel: 2 Stunden Zeitunterschied zwischen der Einnahme von Kalziumpräparaten und Nahrungsmitteln, welche Phytinsäure enthalten.

Knochenmark. Diese stimulieren wiederum die knochenabbauenden Zellen. Übernehmen die abbauenden Zellen das Kommando, kann Osteoporose entstehen.

In den frühen Wechseljahren kann der Verlust an Knochenmasse bis zu vier Prozent pro Jahr betragen. Dies wären dann im schlechtesten Fall vom fünfzigsten bis zum sechzigsten Lebensjahr einer Frau rund vierzig Prozent. Wenn einer Frau schon in jüngeren Jahren beide Eierstöcke entfernt werden, kommt es zu einem abrupten Einsetzen des Klimakteriums und somit oftmals zu starkem Substanzverlust der Knochenmasse.[26]

Mit bioidentischen Hormonen lassen sich Mangelzustände sanft ausgleichen. Es handelt sich dabei um hormonähnliche Substanzen, welche in Struktur und Wirkung identisch mit körpereigenen Hormonen sind. Ausgangsstoffe sind zumeist Sojabohnen oder Yamswurzeln, welche in mehreren chemischen Umwandlungsschritten in speziellen Labors zu körperidentischen Hormonen umgebaut werden. In dieser Form sind

Nahrungsmittel mit östrogenhaltiger Wirkung:

- Leinsamen, Bier, Bohnen, Linsen, Granatäpfel
- Soja
- Als Nahrungsergänzung oder Tee: Rotklee

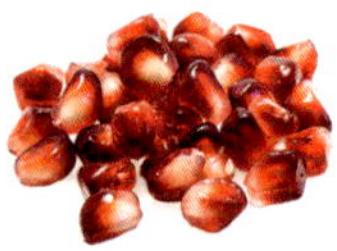

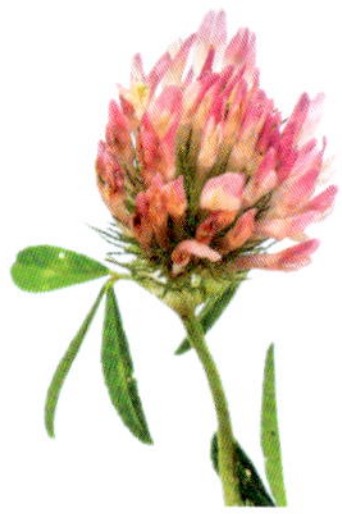

Nahrungsmittel mit progesteronähnlicher Wirkung:

- Sahne
- Butter
- Käse
- Yamswurzel
- Schokolade
- Als Nahrungsergänzung oder Tee: Schafgarbe, Beifuß, Frauenmantel, Mönchspfeffer

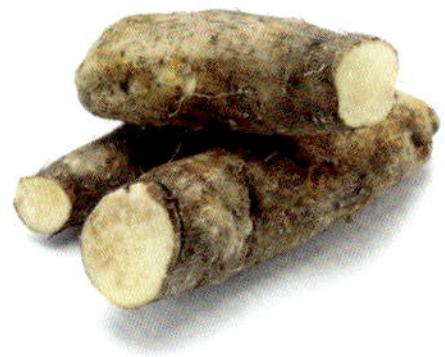

sie dem menschlichen Körper vertraut und begegnen diesem in seiner naturidentischen Form. Spezielle Apotheken, sogenannte »Compounding Pharmacies«, stellen bioidentische Hormone her. Es gibt bioidentische Hormonbehandlungen nur auf ärztliche Verordnung! Anders stellt es sich bei pflanzlichen Hormonen, sogenannten Phytohormonen, dar. Diese können auch ohne Rezept erworben und angewendet werden. Dennoch gilt die Empfehlung, in jedem Fall zunächst einen Hormonstatus (Speicheltest) machen zu lassen, um dann individuell den eigenen Bedarf sanft regulieren zu können.[27]

Zum Thema Phytohormone und Osteoporose gibt es einige Studien, die Ärzteschaft ist sich zu diesem Thema aber uneinig. Einige Ärzte und Ärztinnen befürworten eine Gabe von pflanzlichen oder bioidentischen Hormonen, andere wiederum sehen keinen entscheidenden Vorteil darin. In jedem Fall aber können Sie Nahrungsmittel, welche Phytohormone enthalten, immer wieder in ihren Speiseplan einbauen. Falls Sie Kapseln, Salben, Cremen, Zäpfchen oder Ovula verwenden möchten, welche Phytohormone oder bioidentische Hormone enthalten, sollten Sie auf jeden Fall zuvor von ärztlicher Seite Ihren Hormonstatus erheben lassen und Ihren individuellen Bedarf abklären.[28]

Die Mischung macht's!

Dieser Ratgeber bezieht sich in erster Linie auf den Faktor Workout und Bewegung, dennoch wird nur die Summe aller Faktoren, welche in der Prävention und Behandlung von Osteoporose von Bedeutung sind, zum gewünschten Erfolg führen. Wenn Sie nur einen Faktor beachten und zum Beispiel täglich Sport machen, ist das zwar löblich, aber im Sinne einer ganzheitlichen Behandlung zu wenig. Andererseits wäre es auch zu wenig, wenn Sie sich zur Vorbeugung einer Osteoporoseerkrankung perfekt ernähren, aber nicht bewegen. Wenn Sie regelmäßig Sport treiben und auf eine ausgewogene Ernährung achten, Ihr Hormonhaushalt aber aus dem Gleichgewicht ist, wird sich der gewünschte Erfolg auch nicht einstellen!

Alle genannten Faktoren müssen berücksichtigt werden – nur so werden Sie Erfolg haben.

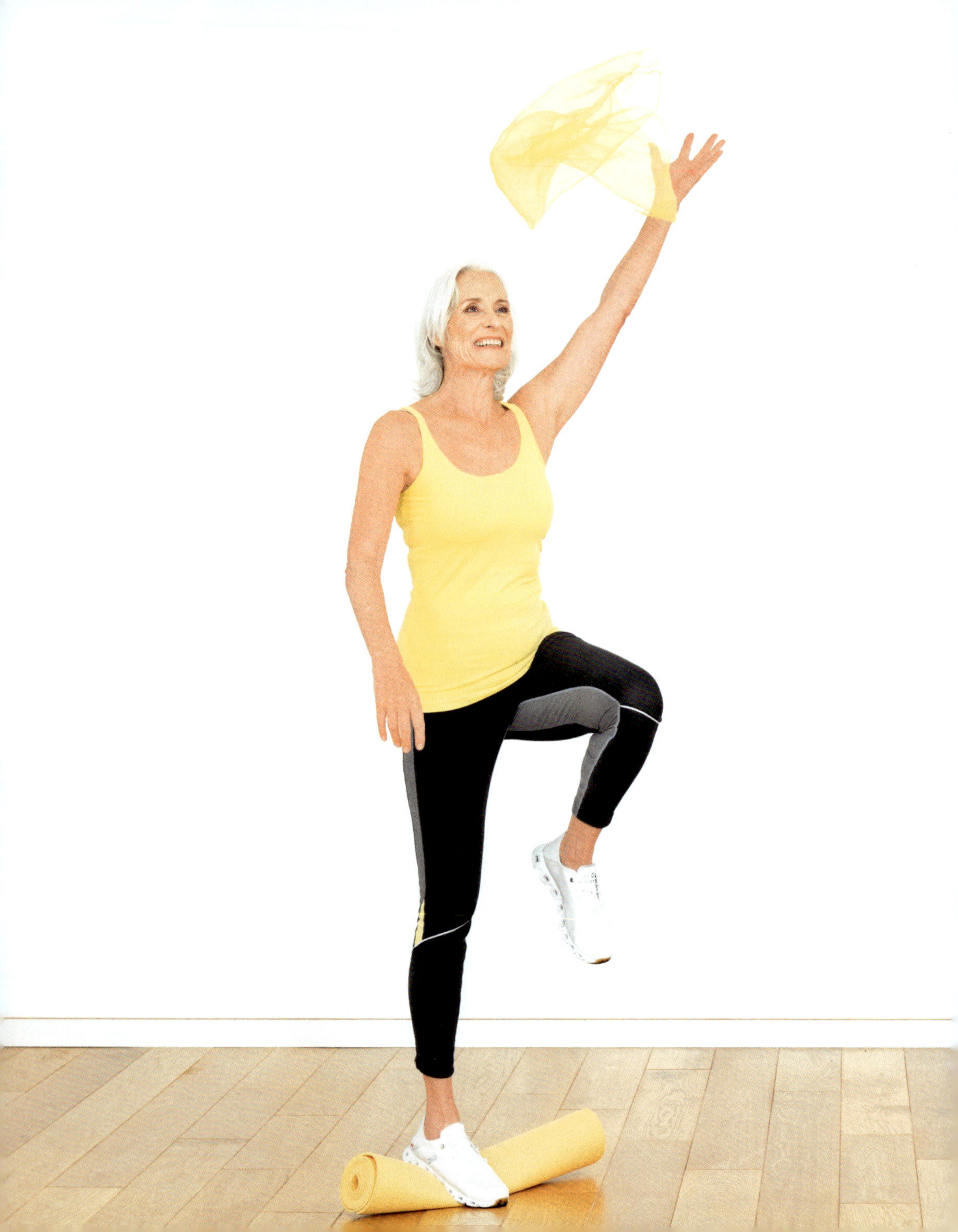

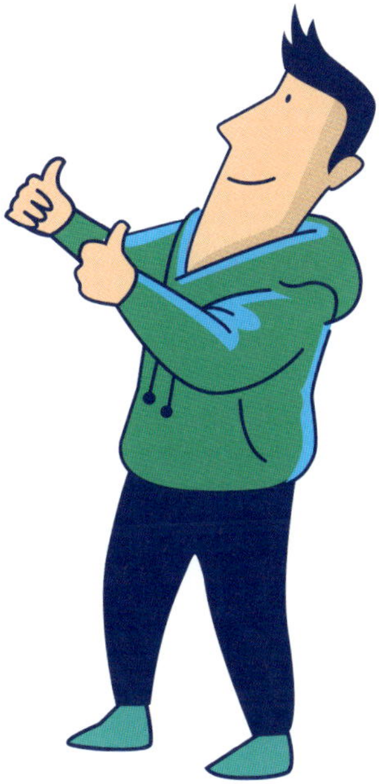

Power for your bones – Standard-Workout

Jetzt geht es an die Bewegung – sind Sie bereit?
Sie werden staunen, wie viel Spaß Sport machen kann!

Wie trainieren Sie richtig?

Vielleicht hatten Sie schon länger vor, sich mehr zu bewegen, wussten aber nicht, wie Sie am besten anfangen? Lesen Sie weiter.

In welcher Reihenfolge beginnen wir unser Workout, worauf ist zu achten? Im Folgenden finden Sie Schritt für Schritt die Anleitung. Sie können aus den verschiedenen Modulen einzelne Übungen wählen; Sie müssen nicht immer alle Übungen absolvieren.

Die Workouts sind in ein »Power for your bones«-Standard-Workout (Seite 46) und in ein »Power for your bones«-Senior-Workout (Seite 92) gegliedert – wählen Sie, was für Sie passt. Sie müssen die Wahl nicht am Alter festmachen – wenn Sie sich fit genug fühlen, können Sie auch im hohen Alter noch das Standardprogramm machen. Egal, wo Sie sich einordnen: Sie können sich natürlich auch zusätzlich bei den Übungen der anderen Zielgruppe »bedienen« – Abwechslung ist angesagt, so werden immer unterschiedliche Muskelgruppen trainiert und Ihre Muskeln und damit auch Ihre Knochen erhalten ständig neue Reize.

Ganz wichtig: Bereiten Sie stets die Muskulatur zunächst durch ein sieben- bis zehnminütiges Warm-up auf die kommende Belastung vor. Danach folgt in der speziellen Osteoporosegymnastik immer ein Gleichgewichtstraining, welches Sie, wenn Sie schon geübter sind, mit einem sensomotorischen Training (dieses wird im Modul 2 näher erläutert) kombinieren sollten. Danach folgen das Krafttraining, die mobilisierenden Übungen und am Ende machen Sie noch ein paar Dehnungsübungen, zumindest für jene Muskelgruppen, welche Sie vorher gekräftigt haben. Sollten Sie dann noch Lust und Laune haben, runden ein paar Atemübungen Ihr Workout ab.

Bitte beachten Sie bei allen Übungen, diese IMMER aus der korrekten Ausgangsposition heraus auszuführen. Nur so ist gewährleistet, dass Ihre Wirbelsäule durch die Übungen nicht falsch belastet wird. Das bedeutet: Egal, ob Sie die Übungen aus der Ausgangsposition Sitzen, Stehen, aus der Seitlage, aus dem Vierfüßlerstand oder aus der Rückenlage heraus ausführen, der erste Schritt ist immer die korrekte Ausgangsposition.

Die Übungen sind so gewählt, dass Sie Ihre Osteoporosegymnastik überall ohne viel Aufwand durchführen können. Sie benötigen lediglich eine Matte oder eine weiche Decke, welche Sie auf den Boden ausbreiten, ein Theraband und natürlich Ihren kleinen Osteoporose-Coach. Auf diese Art können Sie zum Beispiel auch auf Reisen Ihr Workout absolvieren. Wenn Sie schon geübter sind, werden Sie mit Hanteln und Gewichtsmanschetten arbeiten.

Auf diese grundlegenden Faktoren achten Sie bitte bei Ihrem Workout!

- Täglich 10 Minuten Gleichgewichts- und Koordinationsübungen
- 2- bis 3-mal pro Woche 45 Minuten Osteoporose-Workout
- Übungen mit aufgewärmter Muskulatur durchführen
- Alle Übungen aus der korrekten Ausgangsposition heraus ausführen
- Haltungskontrolle im Spiegel
- Weniger ist mehr (achtsames, kontrolliertes Arbeiten)
- Keine Übungen, die Schmerzen bereiten
- Statische Übungen mindestens sechs Sekunden halten und mehrmals auf beiden Seiten wiederholen
- Den Atem während der Übung fließen lassen
- Bei anstrengenden Übungen während der Spannungsphase ausatmen, während der Entspannungsphase einatmen

- Auf eine exakte Ausführung achten (Gewichte kontrolliert heben und senken)
- Dehnübungen mindestens 20 Sekunden halten, langsam in die Dehnung hineingehen, halten, langsam aus der Dehnung herausgehen

Training ohne Risiko

Bewegung sollte nicht zu neuen körperlichen Problemen führen. Was könnten Sie unter Umständen sogar falsch machen, worauf sollten Sie achten?

- In der Osteoporosegymnastik sollten Sie Übungen mit rundem Rücken vermeiden. Klassische Übungen wie Katzenbuckel oder Sit-ups haben in Ihrem Programm keinen Platz! Warum? Die Betonung liegt in der Aufrichtung der Brustwirbelsäule, das bedeutet, Sie arbeiten einer gebeugten Körperhaltung immer entgegen. Die übermäßige Rundung der Wirbelsäule ist bei Osteoporosepatienten und -patientinnen oft stark ausgeprägt, eine zusätzliche Beugung würde die Schwächung und Degeneration in diesem Areal noch fördern. Aber auch in der Prävention wollen wir einer eventuellen Rundrückenbildung den Kampf ansagen: Diese Haltung belastet Ihre sogenannten bradytrophen Gewebe (gefäßarme und daher stoffwechselträge Gewebe) wie Bandscheiben, Bänder, Knorpel und Sehnen. Diese Gewebe sollen durch eine aufrechte Körperhaltung entlastet und nicht noch zusätzlich mit Beugeübungen belastet werden.
- Progressives Training ist angesagt. Was bedeutet das? Sie arbeiten mit zunehmender Fitness mit Gewichten und Therabändern mit mehr Widerstand und steigern die Anzahl der Wiederholungen stetig. Sie beginnen mit 10 Wiederholungen und werden mit der Zeit je nach Intensität des Trainings auf 15 Wiederholungen kommen. (Wenn Sie körperlich eingeschränkt sind, fangen Sie mit 6 Wiederholungen an und steigern bis 10 Wiederholungen.)
- Auch die Zahl der Sätze (ein Satz = ein Set von z. B. 8 Wiederholungen) sollte sich steigern: Am Anfang machen Sie ein oder zwei Sätze, später sollten Sie auf drei oder vier kommen. Ebenso steigern Sie die Geschwindigkeit der Bewegungsabfolge bei dynamischen Muskelaktionen bzw. die Zeit bei statischen (isometrischen) Muskelaktionen.
- Wenn Sie in Rückenlage trainieren, achten Sie bitte darauf, dass Sie Ihre Bauch-

decke gut spannen (Bauchdecke nach innen in Richtung Wirbelsäule ziehen), um einer Hohlkreuzbildung vorbeugen. Die natürliche Krümmung der Lendenwirbelsäule soll aber durchaus erhalten bleiben. Wenn das Schwierigkeiten bereitet, legen Sie bitte zur Stütze ein zusammengerolltes Handtuch unter Ihre Lendenwirbelsäule.

- Ebenso kann ein zusammengerolltes Handtuch im Nacken in der Rückenlage gute Dienste leisten und den Nacken stützen.
- Bei Übungen im Stehen achten Sie darauf, dass Ihre Kniegelenke immer hinter der Fußspitze bleiben, sodass keine Belastung der bradytrophen Strukturen im Knie entsteht (Knorpel, Bänder, Sehnen).
- Bei der Ausführung sollten Sie keine Schmerzen spüren, lediglich ein leichtes Ziehen bei den Dehnübungen ist erwünscht.
- Beachten Sie bitte die Grundregeln der Atmung: Bei Anstrengung wird ausgeatmet, in der Erholungsphase wird eingeatmet.
- Bei Dehnungsübungen und Mobilisierungsübungen den Atem einfach fließen lassen.
- Bei Dehnungsübungen langsam in die Dehnung hineingehen, mindestens 20 Sekunden halten und dann langsam wieder lösen; keinesfalls die Dehnung abrupt beenden.
- Ändern Sie die Reihenfolge der Muskelgruppen, welche Sie trainieren, immer wieder einmal, sodass der Körper immer wieder neu gefordert ist. Wechseln Sie auch die Hilfsgeräte ab. Einmal arbeiten Sie mit den Therabändern, dann wieder mit Gewichten, mit Bällen oder wieder nur mit dem eigenen Körpergewicht. So muss sich Ihr Körper ständig an neue Gegebenheiten anpassen.
- Achten Sie auf die Ausgangsposition, damit Zug und Druck der Sehnen und Muskeln genau dort ankommen, wo diese gebraucht werden. Somit kommt das Signal zum Bilden von Knochenmasse genau dort an, wo Sie diese aktivieren möchten.
- Achten Sie auf die Rumpfspannung während der Übungen, auch Grundspannung genannt.
- Achten Sie auf eine exakte Ausführung: Lieber fünf exakt ausgeführte Übungen als zehn schlampig ausgeführt. Sonst kommen sämtliche Hilfsmuskeln zum Einsatz und das Signal erreicht nicht mehr das gewünschte Areal.
- Machen Sie Ihr Workout mit Hintergrundmusik oder beim Fernsehen, so beugen Sie Langeweile vor.

Die aufrechte Körperhaltung

Die korrekte Ausgangsposition ist das A und O. Lesen Sie sich die Beschreibungen vor dem Üben sorgfältig durch.

Je besser Ihre Muskulatur im Rücken und im Bauch ausgebildet ist, umso weniger Druck lastet auf den Bandscheiben, auf den Gelenken der Wirbelkörper und auf allen anderen Gelenken. Der Schwerpunkt der Körperstrukturen liegt in einer anatomisch bedingten Lotlinie.

Das bedeutet: Von der Seite aus betrachtet sollten sich Ohr, Schulter, Hüfte, Kniegelenk und Sprunggelenk in einer Linie befinden. In dieser Haltung lastet noch immer ein Druck von rund 100 Kilogramm auf der untersten Bandscheibe. Im Sitzen mit rundem Rücken erhöht sich der Druck auf rund 180 Kilogramm. Wenn Sie aus einer nicht aufrechten Körperhaltung heraus Ihre Übungen machen, erhöht sich durch die Belastung der Übungen dieser Druck noch beträchtlich. Außerdem ist nur in der aufrechten Position gewährleistet, dass in jenen Arealen, wo Sie mittels der Muskeln Druck und Zug auf den Knochen ausüben wollen, dieser auch genau dort ankommt. Zusätzlich können Sie noch Druck von Ihren Bandscheiben nehmen, indem Sie vor Übungsbeginn die Bauchdecke nach innen in Richtung Wirbelsäule ziehen. Dadurch entsteht im Inneren des Bauchraums ein Druck, welcher gewollt ist und der Ihre Wirbelkörper und Bandscheiben bei der Belastung schützt.

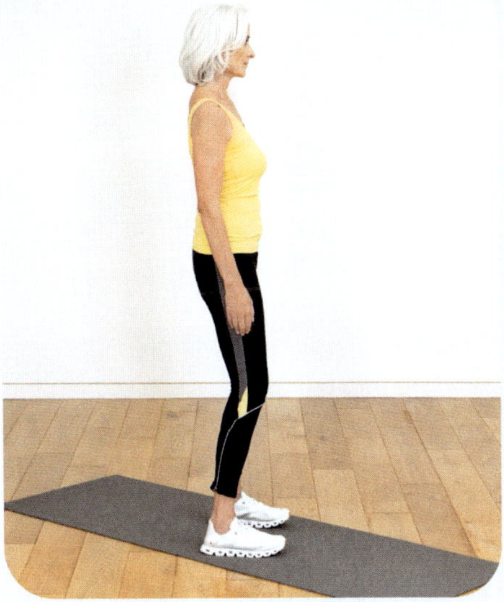

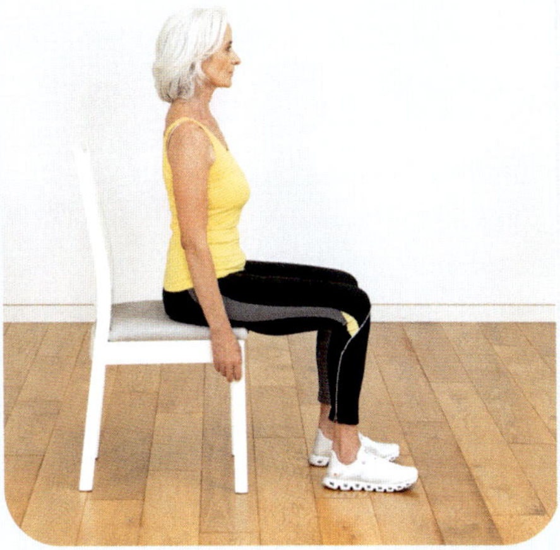

Die korrekte Ausgangsposition im Stehen

- Hüftbreiter Stand, Knie leicht gebeugt.
- Die Fußsohlen stehen fest auf dem Boden, das Gewicht ist gleichmäßig verteilt.
- Becken vorkippen, zurückkippen, dann die Mittelposition suchen und in dieser bleiben (= Neutralposition).
- Die Bauchdecke zieht nach innen in Richtung Wirbelsäule, die Spannung (= Grundspannung) halten.
- Brustwirbelsäule aufrichten, Brustbein etwas vorschieben.
- Schultern bewusst senken.
- Kopf etwas zurücknehmen (langer Nacken: Sie stellen sich einen Faden vor, welcher am Hinterkopf befestigt ist und Ihren Nacken nach oben zieht).

Die korrekte Ausgangsposition im Sitzen

- Füße hüftbreit
- Die Fußsohlen haben ganzflächig Bodenkontakt
- Sie sitzen auf dem vorderen Drittel der Sitzfläche (aktives Sitzen).
- Becken vorkippen, zurückkippen, dann die Mittelposition suchen und in dieser bleiben (= Neutralposition).
- Bauchdecke zieht nach innen in Richtung Wirbelsäule, die Spannung (= Grundspannung) halten.
- Brustwirbelsäule aufrichten (das Brustbein ein wenig nach vorne schieben).
- Schultern bewusst nach unten ziehen.
- Kopf steht in Verlängerung der Wirbelsäule.
- Langer Nacken

Die korrekte Ausgangsposition in Seitlage ❶

- Sie liegen in einer Linie mit der Mattenkante.
- Das untere Bein ist leicht gebeugt, mit der oberen Hand stützen Sie den Oberkörper ab, sodass Sie stabil liegen. Der untere Arm liegt nach oben gestreckt auf der Unterlage, sodass der Kopf darauf gebettet sein kann.
- Das obere Bein liegt leicht gebeugt auf dem unteren Bein.

Die korrekte Ausgangsposition in Rückenlage ❷

- Aus dem Vierfüßlerstand setzen Sie sich zunächst seitlich hin, dann legen Sie sich auf die Seite und rollen sich in die Rückenlage.
- Beine hüftbreit aufstellen.
- Rücken und Nacken sind lang.
- Der Kopf befindet sich in Verlängerung der Wirbelsäule.
- Bei Bedarf stützen Sie den Nacken mit einer Handtuchrolle.

Die korrekte Ausgangsposition im Vierfüßlerstand ❸

- Sie stehen in Schrittstellung nahe der Matte.
- Beugen Sie ein Knie.
- Begeben Sie sich in den Vierfüßlerstand.
- Die Hände befinden sich unter den Schultergelenken.
- Die Knie befinden sich unter den Hüftgelenken.
- Der Bauchnabel zieht in Richtung Wirbelsäule.
- Der Rücken ist gerade.
- Der Kopf befindet sich in Verlängerung der Wirbelsäule.
- Der Blick ist zum Boden gerichtet.

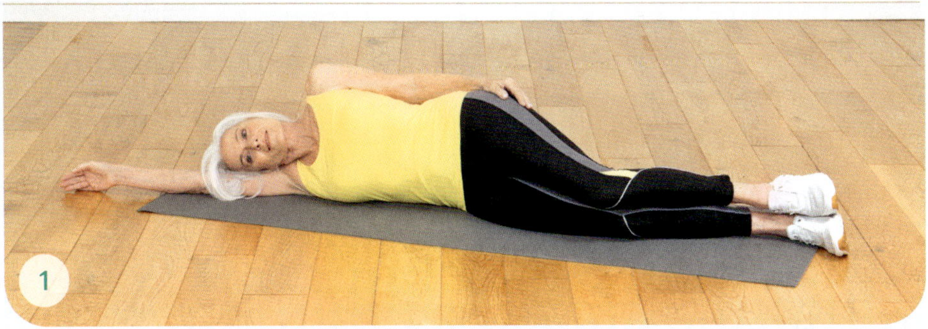

1

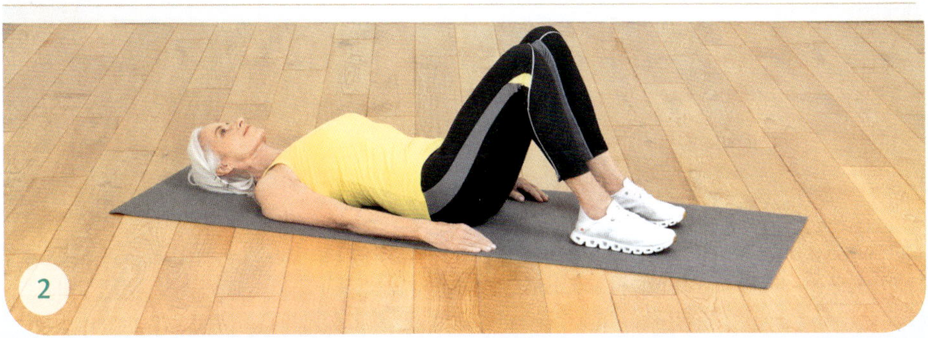

2

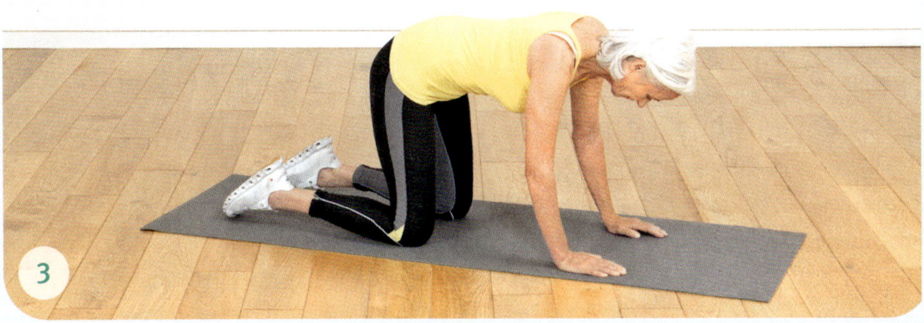

3

Modul 1: Warm-up

Es geht los – starten wir mit dem Aufwärmen, mit dem wir uns auf die Belastung vorbereiten.

Lassen Sie nie das Aufwärmen ausfallen! Es ist erforderlich, um Sehnen, Muskeln, Gelenke und den Kreislauf auf die Trainingseinheit vorzubereiten. Es kommt zur Verbesserung der Sauerstoffversorgung und zur Erhöhung der Kern- und Außentemperatur. Die Elastizität der Muskeln wird verbessert und so einer Verletzung vorgebeugt. Kapseln, Sehnen, Bänder und Gelenke werden auf die Trainingseinheit vorbereitet. Nicht zuletzt ist auch eine mentale Einstimmung auf die kommende Trainingseinheit durch das Warm-up erwünscht.

Benötigte Materialien: Keine

Dauer: 7 bis 10 Minuten sollten Sie dem Warm-up widmen! Wiederholen Sie die Übungsfolge gegebenenfalls, um auf die vorgegebene Zeit zu kommen.

Zu beachten:

- Korrekte Ausgangsposition im Stehen
- Grundspannung aktivieren
- Becken in Neutralposition
- Der Atem fließt

Aufgehende Sonne

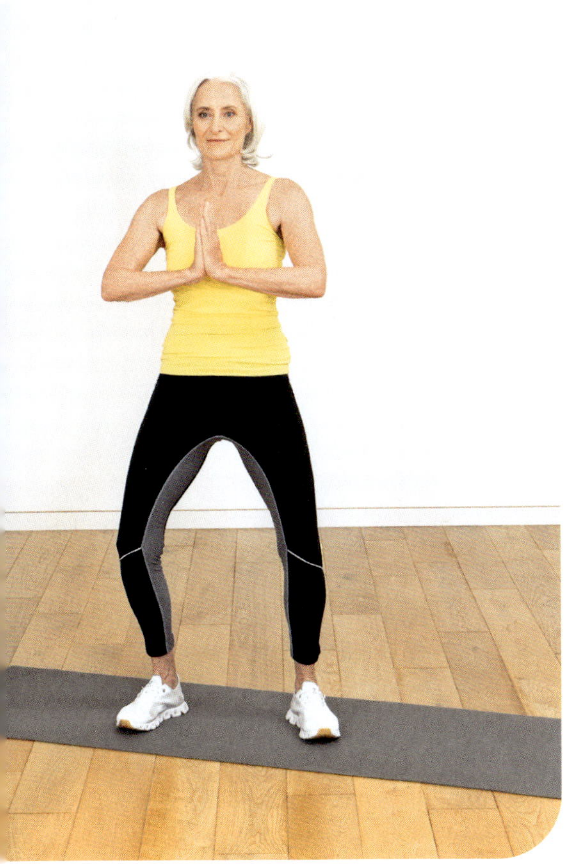

Ausgangsposition: Aufrechter Stand

Ausführung: Begeben Sie sich in die sogenannte Gebetshaltung: Gehen Sie ein wenig in die Knie, die Fußspitzen zeigen nach außen. Legen Sie die Handflächen vor der Brust aneinander.

Führen Sie aus der Gebetshaltung heraus die Arme zur Seite, nach oben und lassen Sie sie einige Male kreisen. Achten Sie darauf, den Atem dabei bewusst fließen zu lassen.

Dauer/Wiederholungen: 10 Wiederholungen, mit tiefen Atemzügen verbunden

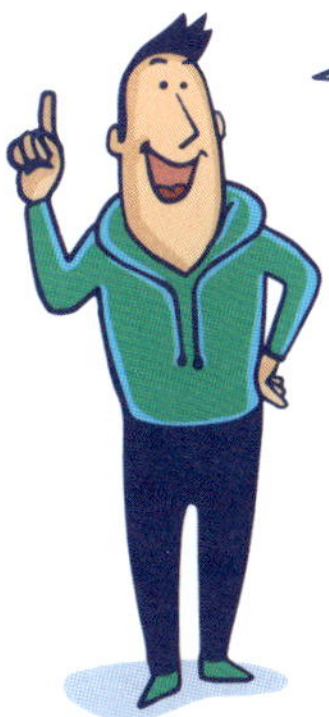

Trinken Sie nach dem Training ein Glas Mineralwasser mit einem Schuss Fruchtsaft. Das Vitamin C im Fruchtsaft fördert die Aufnahme von Kalzium.

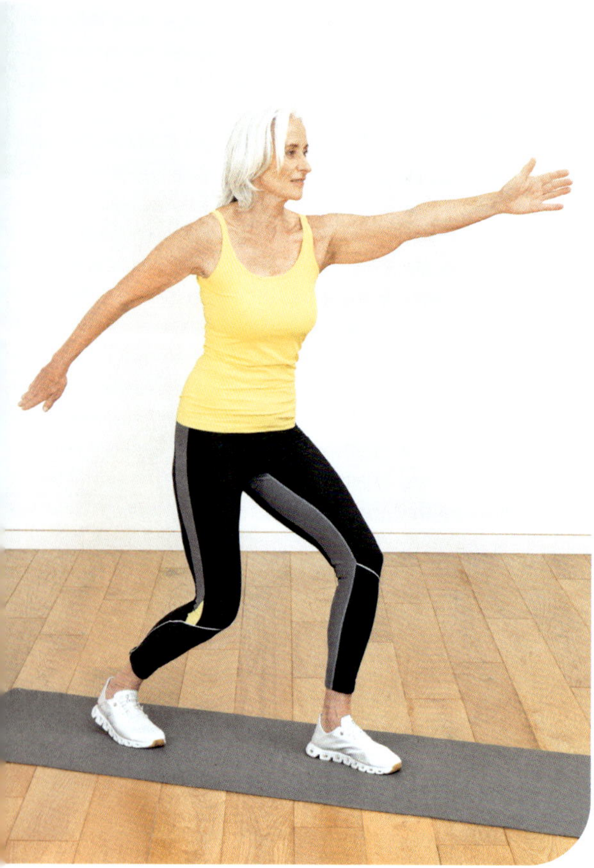

Langlaufschritt

Ausgangsposition: Aufrechter Stand

Ausführung: Begeben Sie sich in einen Ausfallschritt: Führen Sie ein Bein nach hinten und beugen Sie beide Knie. Achten Sie darauf, das Knie des vorderen Beins nicht über die Fußspitze hinaus nach vorne zu schieben.

Federn Sie locker in den Knien und lassen Sie die Arme diagonal mitschwingen. Schwingen Sie 10-mal, dann führen Sie das andere Bein nach hinten und machen wieder 10 Schwünge.

Dauer/Wiederholungen: 10 Schwünge pro Seite, wiederholen Sie die gesamte Übung 2-mal auf jeder Seite

Wichtig: Die Bewegung geht auf und ab, nicht vor und zurück.

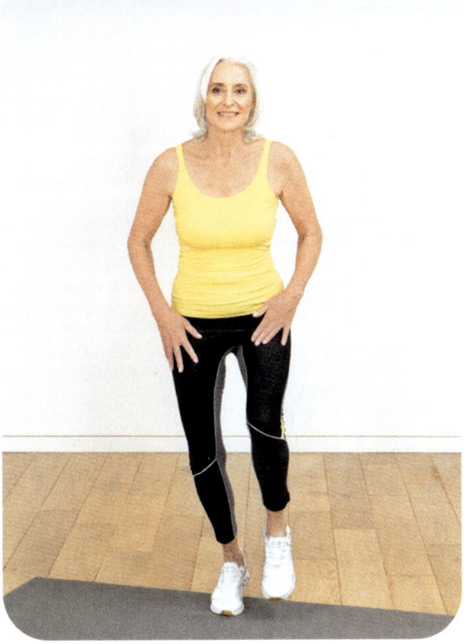

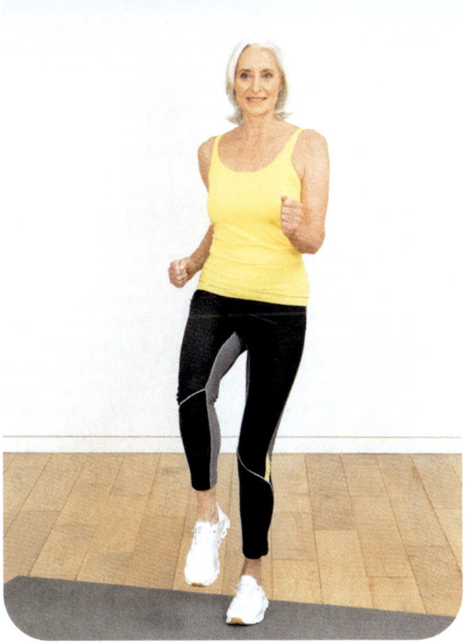

Skipping

Ausgangsposition: Aufrechter Stand mit leicht gebeugten Knien.

Ausführung: Machen Sie kurze, kleine, schnelle Trippelschritte am Platz und ziehen Sie dabei die Knie etwas nach oben.

Dauer/Wiederholungen: 3 × 30 Sekunden, dazwischen kurze Pausen.

Wichtig: Bei den Trippelschritten nur auf den Fußballen trippeln, die Knie sind gebeugt, der Rücken bleibt gerade!

Marsch am Platz

Ausgangsposition: Aufrechter Stand mit leicht gebeugten Knien.

Ausführung: Marschieren Sie im Stand, die Arme schwingen mit. Gehen Sie zum Laufen über, dabei ziehen Sie die Knie abwechselnd hoch. Beugen Sie dann abwechselnd ein Bein im Kniegelenk nach hinten oben, als wollten Sie mit den Fersen Ihr Gesäß berühren.

Dauer/Wiederholungen: 7 bis 10 Minuten mit Musik

Modul 2: Gleichgewichts-, Koordinations- und sensomotorisches Training

Diese Übungen sind nicht nur für den Körper, sondern auch für das Gehirn anspruchsvoll.

Das Training des Gleichgewichtssinnes gibt mehr Sicherheit auf Schritt und Tritt im Alltagsleben. Dies ist für Osteoporosepatienten und -patientinnen besonders wichtig, um Stürzen und den gefürchteten Folgen vorzubeugen. Durch die hier vorgestellten Übungen schulen Sie Ihren Gleichgewichtssinn, besonders effektiv sind solche, bei denen Sie den Kopf drehen.

In der Koordinationsschulung unterscheiden wir zwei Arten von Koordination: Bei der konzentrativen Koordinationsschulung entstammen die Bewegungen keinem natürlichen Bewegungsmuster, die entsprechend Konzentration erfordern. Beispiele hierfür sind der Einbeinstand und seine Variationen, Fingerspiele als Schulung der Feinmotorik und Langlaufschritte für die Arm-Beinkoordination – diagonal und seitgleich – im Wechsel. Intuitive Koordinationsübungen wiederum rufen einen Entspannungszustand hervor. Beispiele hierfür sind Schwingen der Arme und das Werfen und Wiederauffangen von Tüchern und weichen Bällen. Beide Formen sollten Sie zu annähernd gleichen Teilen trainieren, um eine Verbesserung der koordinativen Fähigkeiten sowie der Feinmotorik und der Reaktionsfähigkeit zu erlangen.

Durch sensomotorisches Training, zum Beispiel im Einbeinstand, kommt es zu einer Instabilität, soll heißen, es wird ein wenig wackelig. Dadurch wird einerseits wiederum Ihr Gleichgewichtssinn trainiert, andererseits lernen Sie, Ihre Rumpfmuskeln zu stabilisieren. Darüber hinaus erreichen Sie mit diesem Training Ihre tiefen Rückenmuskeln, die Ihre Wirbelsäule stützen und ihr den nötigen Halt geben. Zu guter Letzt wird genau dort Druck und Zug ausgeübt, wo es gewünscht ist, nämlich auf die Wirbelkörper der Wirbelsäule. Diese reagieren mit aktivem Knochenmasseaufbau. Wenn Sie den Reiz steigern und auf einer instabilen Unterlage stehen und üben, werden Ihre Knochen noch stärker zum Knochenaufbau animiert.

Überdies werden die Muskeln um die Gelenke angespannt. Das bedeutet: Wenn Sie in Zukunft einen unsicheren Tritt machen, kennen Ihre Muskeln bereits dieses Wackeln und spannen sofort an, um die Gelenke vor einer Verletzung zu schützen. So verschafft Ihnen dieses Training zusätzlich noch einen Verletzungsschutz für Ihre Gelenke, ob auf der Straße oder auf unebenem Waldboden bei einer Wanderung. Ihre Sinnesorgane nehmen die Reize auf, diese werden im Gehirn und Rückenmark verarbeitet und mit der Motorik Ihrer Muskulatur beantwortet. Anders ausgedrückt: Es kommt zum Zusammenspiel von Sinneswahrnehmung (sensorisch) und Bewegungsfertigkeit (motorisch). Dies ist in Alltagssituationen wichtig, um Stürze zu vermeiden. Und los geht's!

Benötigte Materialien: Matte zusammengerollt, Tücher und Bälle

Dauer: Rund 10 Minuten sollten Sie dem Gleichgewichts- und Koordinationstraining widmen!

Zu beachten: Achten Sie auf die korrekte Ausgangsposition im Stehen. Das heißt: Hüftbreiter Stand, Grundspannung aktivieren, der Atem fließt.

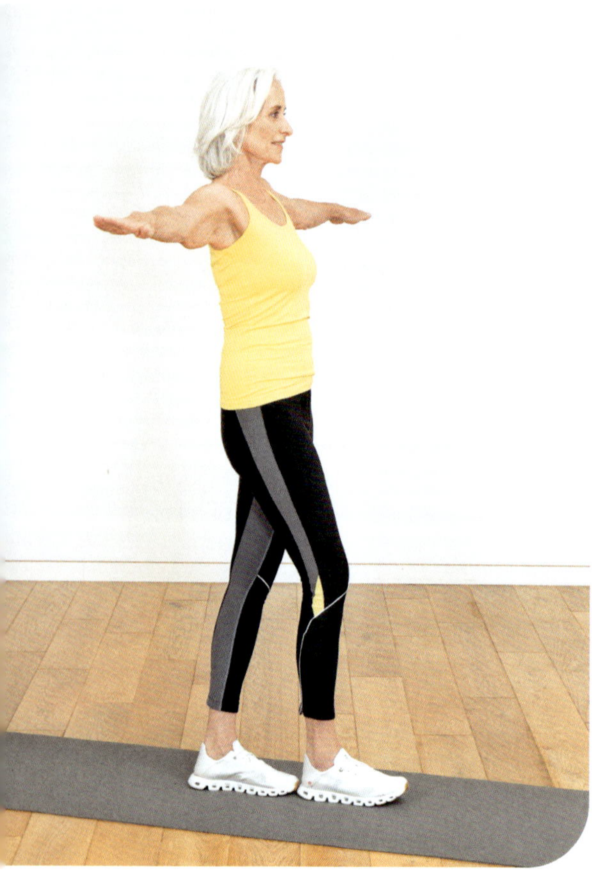

Tandemstand

Ausgangsposition: Aufrechter Stand

Ausführung: Stellen Sie die Ferse des linken Fußes vor die Zehenspitzen des rechten Fußes. Strecken Sie die Arme zur Seite aus und versuchen Sie, 20 Sekunden lang in dieser Position zu bleiben. Dann wechseln Sie die Seite. Zu Beginn Ihres Trainings werden Sie möglicherweise die Zeitvorgabe nicht ganz schaffen, aber mit regelmäßigem Training wird es immer besser gehen.

Tipp: Sorgen Sie bei Unsicherheit für eine Haltemöglichkeit in der Nähe!

Dauer/Wiederholungen: 1 × 20 Sekunden pro Seite

Variation: Im Tandemstand verweilen und den Kopf abwechselnd nach rechts und links drehen.

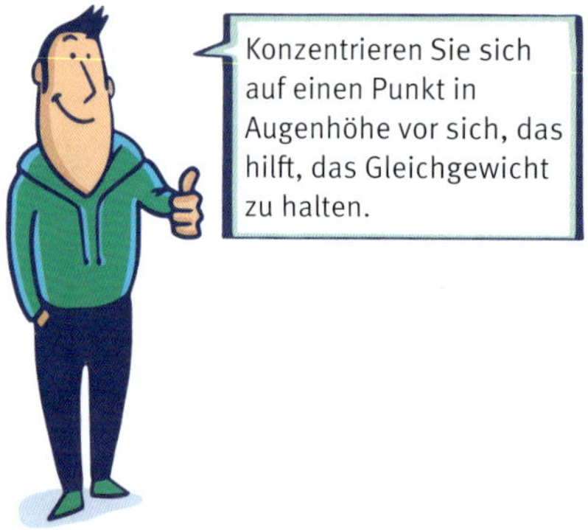
Konzentrieren Sie sich auf einen Punkt in Augenhöhe vor sich, das hilft, das Gleichgewicht zu halten.

Marionette

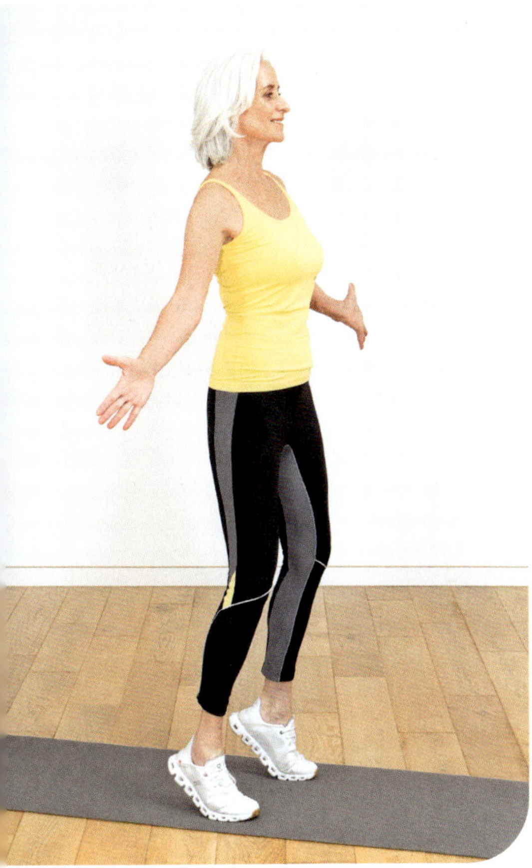

Ausgangsposition: Aufrechter Stand

Ausführung: Stellen Sie sich auf die Zehenspitzen, strecken Sie die Hände ca. im 45-Grad-Winkel zum Körper zur Seite, die Finger spreizen Sie dabei. Stellen Sie sich einen Faden am Hinterkopf vor, der Sie in den Zehenspitzenstand zieht. Verweilen Sie für rund 15 Sekunden auf den Fußballen und kommen Sie dann langsam wieder in die Ausgangsposition.

Dauer/Wiederholungen: 4 × 20 Sekunden

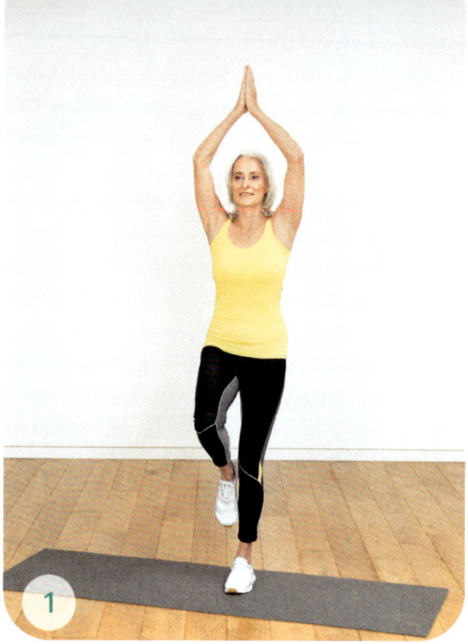
1

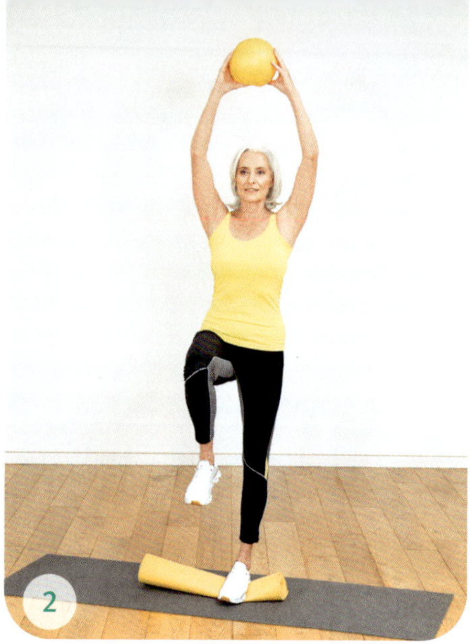
2

Flamingo

Ausgangsposition: Aufrechter Stand

Ausführung: Versuchen Sie, ein paar Sekunden lang im Einbeinstand zu verweilen. Heben Sie das Knie des Spielbeins dazu nach vorne an. Die Arme führen Sie über dem Kopf zusammen, die Handflächen liegen aneinander. ❶ Verweilen Sie rund 20 Sekunden auf einem Bein, dann wechseln Sie die Seite.

Tipp: Sorgen Sie bei Unsicherheit für eine Haltemöglichkeit.

Dauer/Wiederholungen: 4 × 20 Sekunden pro Seite

Variation: Machen Sie den Einbeinstand auf instabiler Unterlage. Dazu können Sie z. B. Ihre Matte zusammenrollen und sich daraufstellen. Als weitere Herausforderung können Sie mit gestreckten Armen dabei einen weichen Ball über den Kopf halten und Druck auf diesen ausüben. ❷ Oder Sie werfen zwei Jongliertücher hoch und fangen sie wieder.

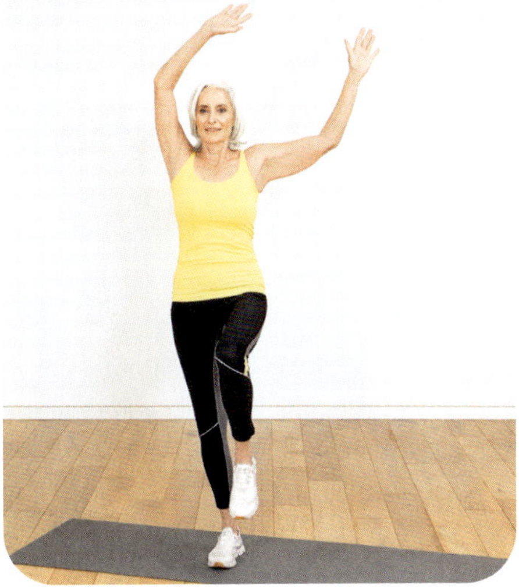

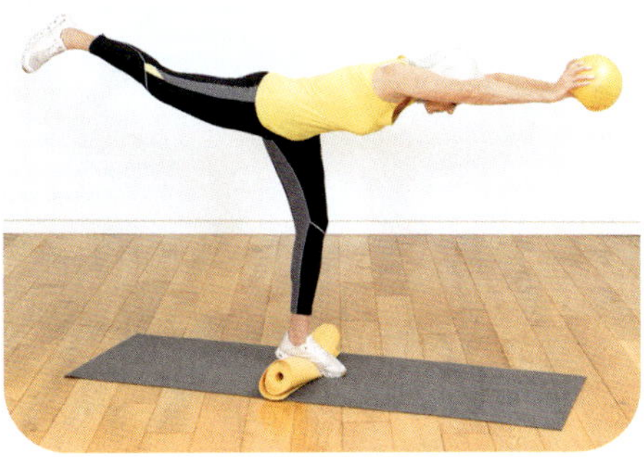

Trauerweide

Ausgangsposition: Aufrechter Stand

Ausführung: Begeben Sie sich in den Einbeinstand. Schwingen Sie, sobald Sie ausbalanciert stehen, die Arme von einer Seite zur anderen, nach vorne und zurück. Stellen Sie sich starken Wind vor, der von allen Seiten an einem Baum zerrt und ihn fast umwirft.

Dauer/Wiederholungen: 4 × 20 Sekunden pro Seite

Standwaage

Ausgangsposition: Aufrechter Stand

Ausführung: Nehmen Sie einen Ball. Beugen Sie im Einbeinstand den Oberkörper nach vorne. Strecken Sie ein Bein nach hinten und beide Arme nach vorne.

Dauer/Wiederholungen: 4 × 20 Sekunden pro Seite

Variation: Für sensomotorisches Training machen Sie die Übung auf einer instabilen Unterlage.

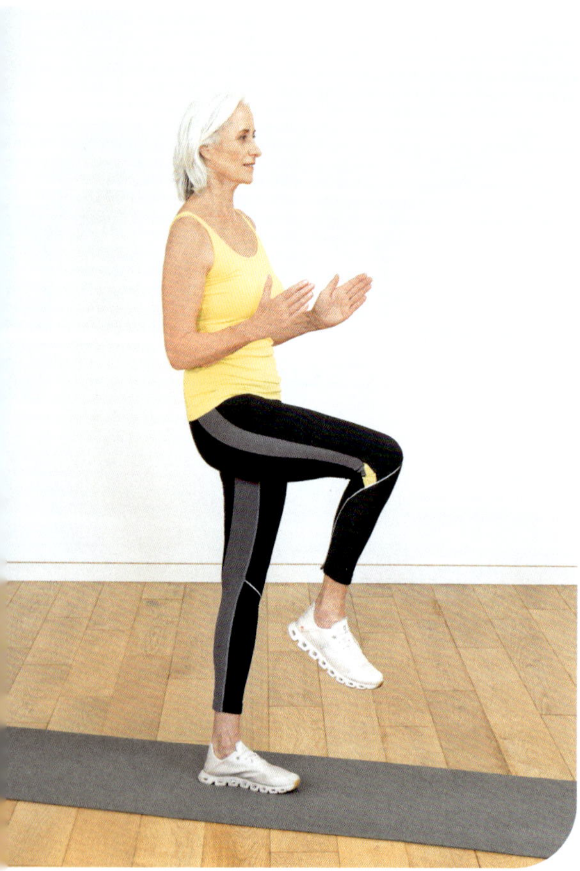

Langlauf im Stand

Ausgangsposition: Aufrechter Stand

Ausführung: Gehen Sie in den Einbeinstand. Die Arme halten Sie gebeugt vor dem Körper, die Handflächen zeigen zueinander. Der Unterschenkel befindet sich senkrecht zum Boden. Strecken Sie jetzt das angehobene Bein nach hinten durch und den diagonal gegenüberliegenden Arm nach vorne aus und kehren Sie dann in den Einbeinstand zurück.

Dauer/Wiederholungen: 2 × 10 Wiederholungen pro Seite in dynamischer Abfolge.

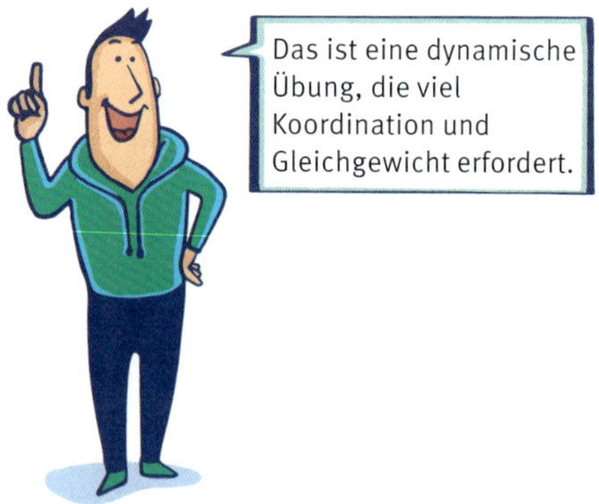
Das ist eine dynamische Übung, die viel Koordination und Gleichgewicht erfordert.

Modul 3: Kräftigungsübungen

Jetzt geht es an den Kraftaufbau – wir wollen unsere Knochen animieren, wieder in den Aufbau von Knochensubstanz zu gehen!

Durch den Reiz, welcher durch Druck und Zug der Sehnen und Muskeln auf den Knochen ausgeübt wird, erreichen wir eine Stimulation der Knochenformation. Das bedeutet, dass bei jeder Kräftigungsübung Ihre Knochen das Signal erhalten: Es wird gearbeitet, wir benötigen genügend Material. Damit nichts passiert und die Knochen durch die Belastung nicht brechen, fangen die knochenaufbauenden Zellen an, Knochenmasse zu bilden.

Die Kräftigung der Rumpfmuskulatur ist für Sie von entscheidender Bedeutung. Durch eine starke Rumpfmuskulatur ist es möglich, bei entsprechender Körperhaltung (siehe Kapitel die aufrechte Körperhaltung) das Optimum aus dem Krafttraining herauszuholen. Zu den Rumpfmuskeln zählen wir die Bauchmuskeln, die Beckenbodenmuskeln, welche die Wirbelsäule von unten her stützen, und die Rückenstreckermuskeln inklusiv ihrer tiefen Anteile. Gekräftigte Rückenstrecker verhindern eine zu starke Vorbeugehaltung der Brustwirbelsäule und können bei regelmäßigem Training zu einer Abflachung eines Rundrückens führen. Außerdem wird durch die Kräftigung ein Reiz an die Wirbelkörper gesendet und diese werden dadurch zum Knochenaufbau aufgefordert. Auch der Hüftbeugermuskel wird zu den Rumpfmuskeln gezählt. Er ist der maßgebliche Muskel, der die Wirbelsäule und das Becken stützt. Zur Rumpfmuskulatur am Hüftgelenk gehören die tiefen seitlichen Hüftstabilisatoren. Am Brustkorb und am Schultergürtel zählen wir den vorderen Sägemuskel und die Rotatorenmanschette (Sehnen, die vom Schulterblatt zum Oberarmkopf ziehen und diesen wie eine Manschette umschließen) zur Rumpfmuskulatur.

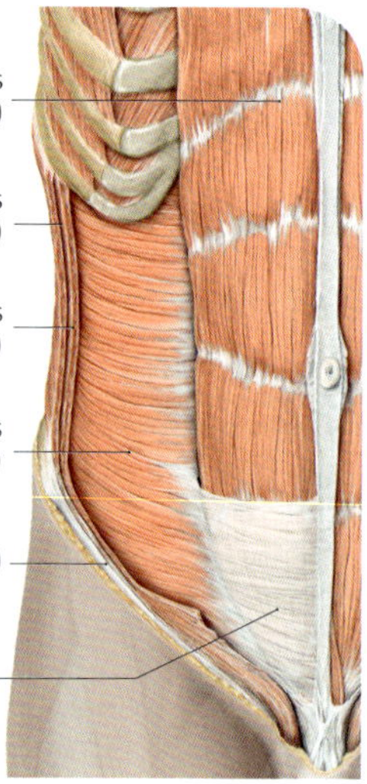

Schünke M, Schulte E, Schumacher U. PROMETHEUS LernAtlas, Grafiken: Voll M, Wesker K; Thieme; 2022

Für alle diese Muskeln finden Sie im Folgenden Kräftigungsübungen, welche Sie leicht zu Hause oder im Urlaub oder auf einer Geschäftsreise, wo immer Sie sich befinden, ausführen können. Vergessen Sie nicht, vor jeder Übung Ihre aufrechte Körperhaltung und Ihre Grundspannung zu kontrollieren. Allein durch Einziehen ihrer Bauchdecke und Halten dieser Spannung machen Sie schon eine Übung: Sie trainieren damit Ihren queren Bauchmuskel. Der Musculus transversus abdominis, wie er in der Fachsprache heißt, bildet zusammen mit der restlichen Bauchmuskulatur, den Beckenbodenmuskeln und den Rückenstreckermuskeln ein natürliches Korsett, welches Ihre Wirbelsäule stützt und stabilisiert.

Dadurch ist gesichert, dass nicht zu viel Druck auf die Lendenwirbelsäule einwirkt. Die Rumpfmuskeln stabilisieren unsere Wirbelsäule und die Hüftgelenke. Wir unterscheiden zwischen Muskeln, welche uns stabilisieren und stützen (eben die zuvor beschriebene Rumpfmuskulatur), und andererseits Muskeln, die uns bewegen (mobilisieren). Natürlich ist es auch wichtig, die mobilisierenden Muskeln zu stärken. Diese liegen aber oberflächlicher als die Rumpfmuskeln und sind daher leichter zu trainieren.

Denken Sie zum Beispiel an Ihren Oberschenkelhalsknochen. Dort ist die Gefahr von Frakturen sehr hoch. Allein in Deutschland ereignen sich rund 100.000 Oberschenkelhalsbrüche pro Jahr. Wenn Ihr Training also auf Rumpfstabilität abzielt und Sie Ihre tiefen Hüftmuskeln trainieren, werden Druck und Zug genau dort ankommen, wo Sie sie brauchen, nämlich am Hüftknochen inklusive Oberschenkelhalsknochen. Wenn Sie Ihr Becken und die Wirbelsäule stabilisieren können, ist gewährleistet, dass beim Trainieren die Signale zum Aufbau im Knochen ankommen. Wenn Sie instabile Rumpfmuskeln haben, kompensiert dies der Körper und es kommt erstens zu Fehlhaltungen und zweitens werden Hilfsmuskeln eingesetzt. Die führen zwar die Bewegung aus, aber der Knochen erhält dann zu wenige Signale.[29]

Wie intensiv muss nun das Training sein, um genügend viele Signale an den Knochen zu senden? Sie sollten an Ihre Grenzen gehen und die Muskulatur darf ruhig ein wenig zittern oder brennen. Wenn Sie nach dem Training nichts spüren und Ihre Muskulatur nicht laut nach einer Pause ruft, wird zu wenig Reiz am Knochen angekommen sein. Ebenso wichtig ist es, dass Sie gegen die Schwerkraft trainieren. Übungen, bei denen das eigene Körpergewicht gehalten werden muss, oder Übungen in aufrechter Position gegen die Schwerkraft ausgeführt, üben starken Druck auf unsere Knochen aus. Die Knochen wissen dann, was zu tun ist: Sie bilden Knochenmasse.[30]

Also los geht's, keine Schonung während des Trainings, aber danach wieder mindestens ein Tag Pause zum Erholen.

Benötigte Materialien: Matte, Hanteln, Theraband, Gewichtsmanschetten, Softball

Zu beachten: Achten Sie auf eine aufrechte Haltung und denken Sie immer wieder daran, Ihre Grundspannung zu aktivieren. Atmen Sie bei der Anstrengung aus.

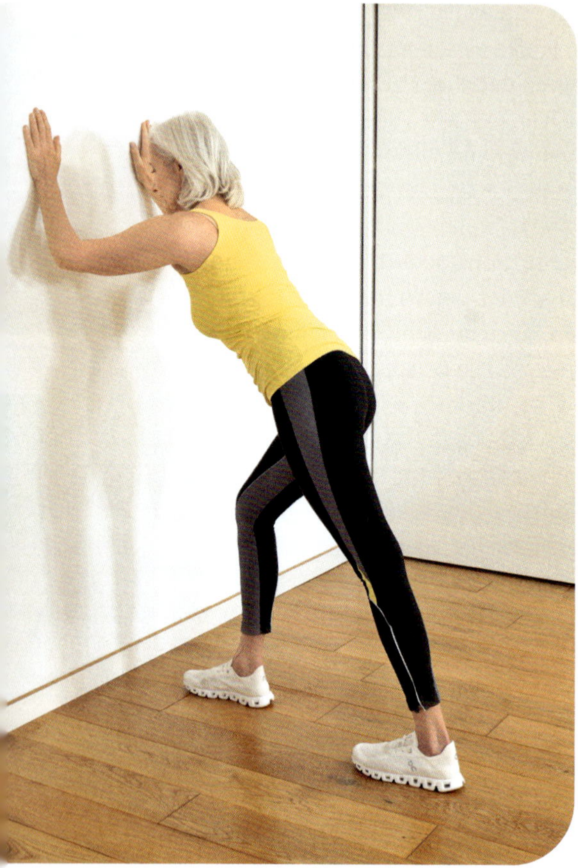

Liegestütz im Stehen

Ausgangsposition: Beginnen Sie im aufrechten Stand mit dem Gesicht zu einer Wand, etwa einen Meter entfernt. Probieren Sie ein wenig herum, welcher Abstand für Sie gut funktioniert. Je weiter weg Sie von der Wand stehen, desto anstrengender wird es.

Ausführung: Setzen Sie ein Bein nach hinten in den sogenannten Ausfallschritt. Das hintere Bein ist gestreckt, das vordere gebeugt. Achten Sie darauf, dass das vordere Knie nicht über die Fußspitze hinaus vorgeschoben ist. Stützen Sie sich mit beiden Händen an der Wand ab.

Beugen und strecken Sie jetzt die Ellenbogen wie beim Liegestütz auf dem Boden.

Trainierte Muskeln: Schulterblattfixatoren, Brustmuskeln, Armmuskeln

Dauer/Wiederholungen: 2 bis 4 Sätze mit 10–15 Wiederholungen

Split-Squat

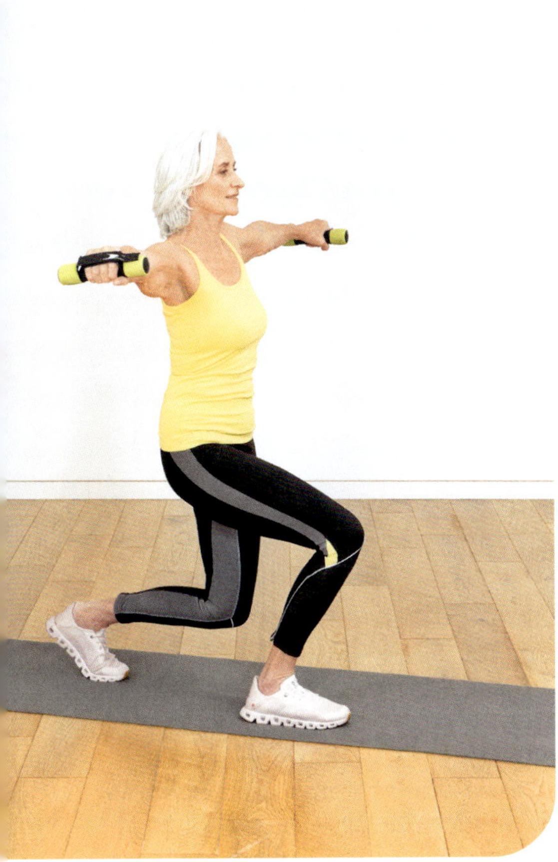

Ausgangsposition: Schrittstellung, Sie halten Hanteln in den Händen, die Handflächen zeigen zum Körper.

Ausführung: Beginnen Sie nun, durch Beugen beider Knie den Körper abzusenken und wieder hochzudrücken. Beim Absenken heben Sie die Arme in Schulterhöhe, beim Hochdrücken senken Sie die Arme wieder.

Trainierte Muskeln: Gesamte Beinmuskulatur, Schultermuskeln

Dauer/Wiederholungen: 2 bis 4 Sätze mit 10–15 Wiederholungen

Hinweis: Das vordere Knie bleibt hinter der Fußspitze.

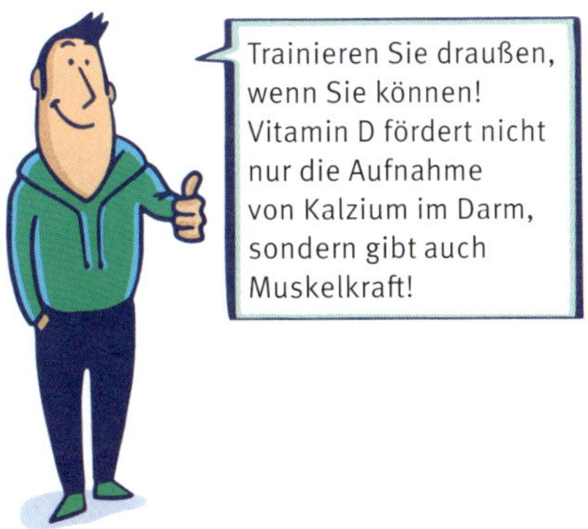
Trainieren Sie draußen, wenn Sie können! Vitamin D fördert nicht nur die Aufnahme von Kalzium im Darm, sondern gibt auch Muskelkraft!

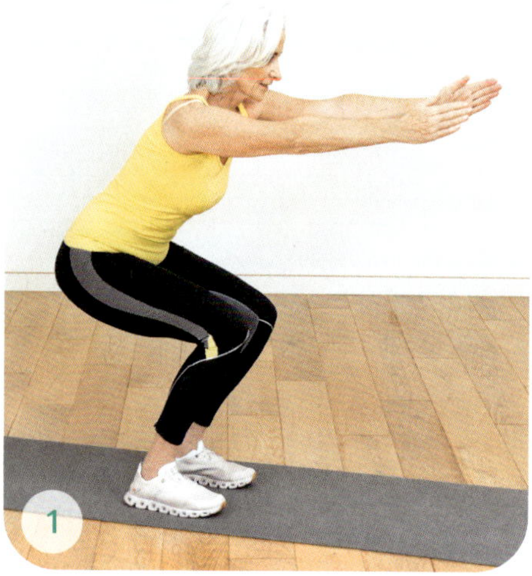

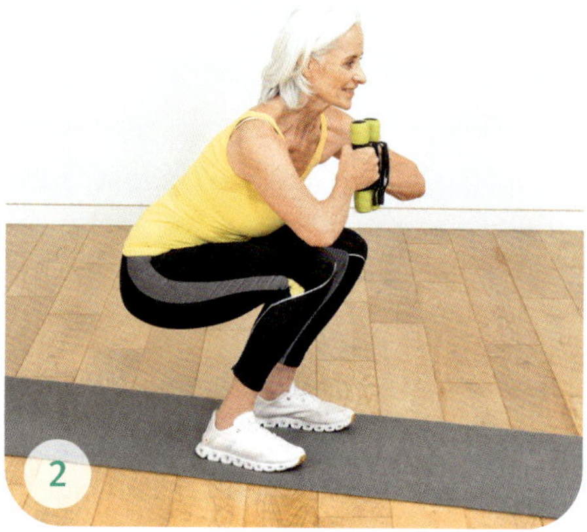

Squat

Ausgangsposition: Aufrechter Stand, achten Sie auf die Grundspannung.

Ausführung: Führen Sie das Gesäß nach hinten unten, die Knie beugen sich, bis der Winkel zwischen Ober- und Unterschenkel 90 Grad beträgt. Stellen Sie sich vor, dass Sie sich auf einen imaginären Sessel setzen. ❶ Ziehen Sie die Schulterblätter zusammen und achten Sie darauf, keinen Rundrücken zu machen. Kommen Sie dann wieder in die Ausgangsposition zurück.

Trainierte Muskeln: Gesamte Beinmuskulatur

Dauer/Wiederholungen: 2 bis 4 Sätze mit 10–15 Wiederholungen

Variation: Nehmen Sie in jede Hand eine Hantel, die Handflächen zeigen zum Körper. Führen Sie beim imaginären Hinsetzen die Hanteln vor das Brustbein, beim Hochkommen mit gestreckten Armen neben den Körper. ❷ So trainieren Sie zusätzlich die Schultermuskeln.

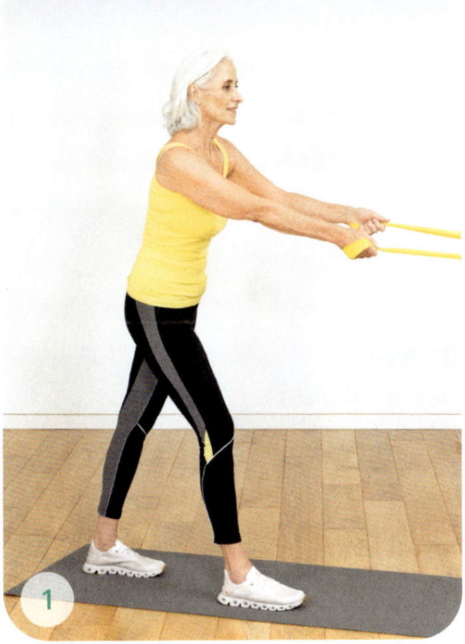

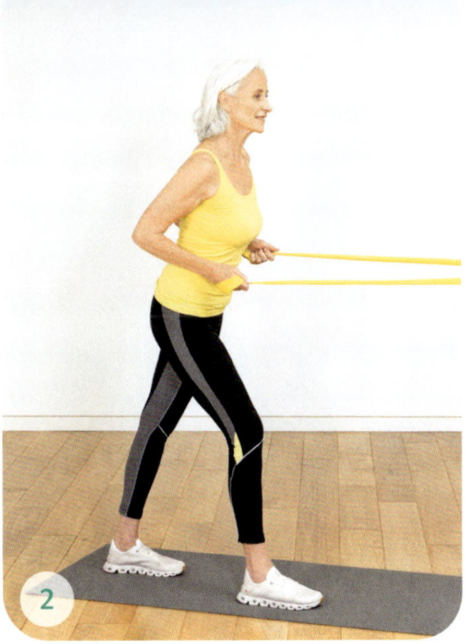

Rudern im Stand

Ausgangsposition: Aufrechter Stand gegenüber einer Befestigungsmöglichkeit für das Theraband, z. B. Türklinke oder Geländer. Sie halten die Enden des Therabandes in den Händen und schlingen das Band einmal um die Handrücken. Das Band sollte auf Spannung sein.

Ausführung: Gehen Sie in Schrittstellung, das vordere Bein ist gebeugt, das hintere gestreckt. ❶ Führen Sie die Ellenbogen nah am Körper nach hinten, verharren Sie kurz ❷ und führen Sie die Arme dann wieder nach vorne.

Trainierte Muskeln: Obere Rückenmuskeln, Brustmuskeln, Armmuskeln

Dauer/Wiederholungen: 2 bis 4 Sätze mit 10–15 Wiederholungen

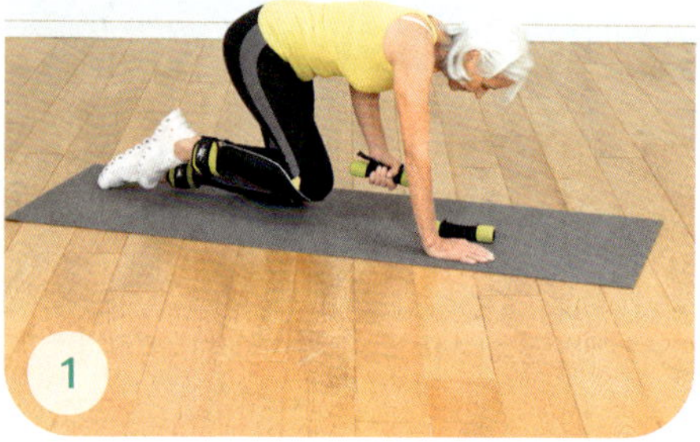

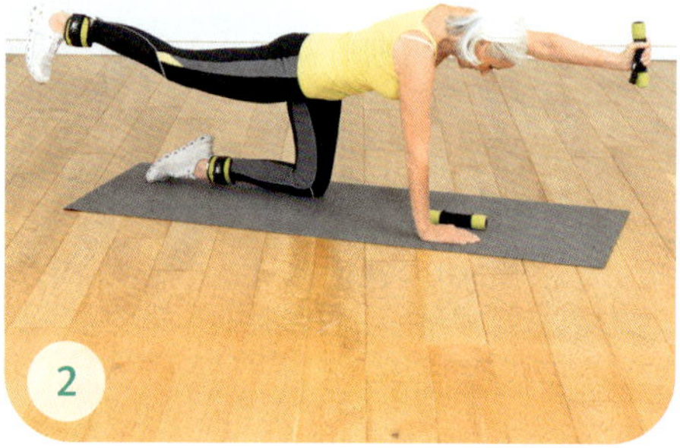

Rückenstreckerkräftigung

Ausgangsposition: Vierfüßlerstand, der Kopf steht in Verlängerung der Wirbelsäule, der Blick ist zum Boden gerichtet. Aktivieren Sie die Grundspannung.

Ausführung: Heben Sie abwechselnd Arme und Beine diagonal an und führen Sie Ellenbogen und Knie zusammen ❶ (nur andeuten, sie berühren sich nicht) und strecken Sie sie dann ❷.

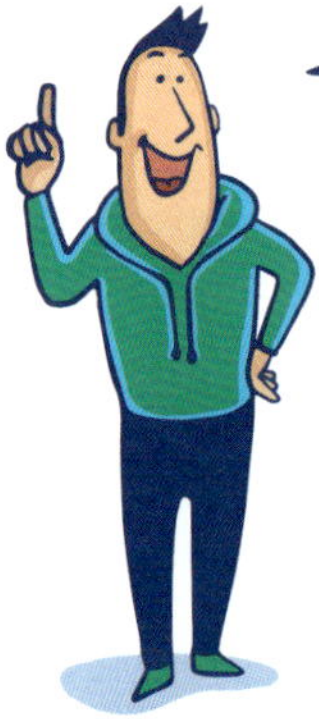

Für mehr Trainingseffekt arbeiten Sie mit Hanteln und Gewichtsmanschetten. Statt Hanteln können Sie auch kleine, mit Sand gefüllte Plastikflaschen verwenden.

Wichtig: Der Rücken bleibt gerade, die Fußspitze des gestreckten Beins zeigt zum Boden.

Trainierte Muskeln: Rückenstreckermuskeln, gesamte Rumpfmuskulatur

Dauer/Wiederholungen: 2 bis 4 Sätze mit 10–15 Wiederholungen

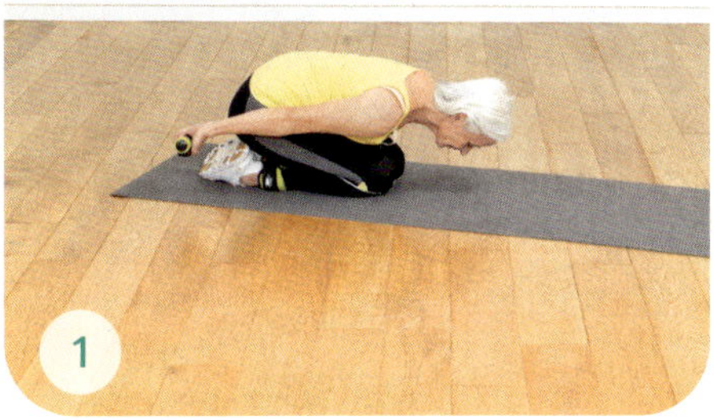

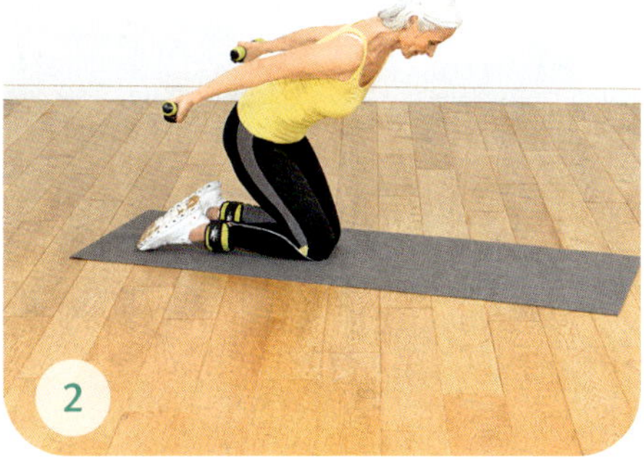

Albatros

Ausgangsposition: Setzen Sie sich in den Fersensitz. Wenn möglich, liegt der Oberkörper auf den Oberschenkeln auf. Sie halten Hanteln in den Händen und tragen Gewichtsmanschetten.

Ausführung: Strecken Sie die Arme nach hinten, dabei ziehen Sie die Schulterblätter zusammen. Halten Sie die Hanteln so, dass die Handflächen nach oben zeigen. ❶

Nun heben Sie das Gesäß an, bis die Wirbelsäule eine Gerade bildet. Der Blick ist nach unten gerichtet. ❷ Verweilen Sie rund 10 Sekunden und gehen Sie dann in die Ausgangsposition zurück.

Wichtig: Senken Sie das Brustbein aktiv zur Matte, damit erreichen Sie eine Streckung der Brustwirbelsäule.

Trainierte Muskeln: Rückenstreckermuskeln, Schulterblattfixatoren, Armmuskulatur, gesamte Rumpfmuskulatur

Dauer/Wiederholungen: 4 × 15 Sekunden

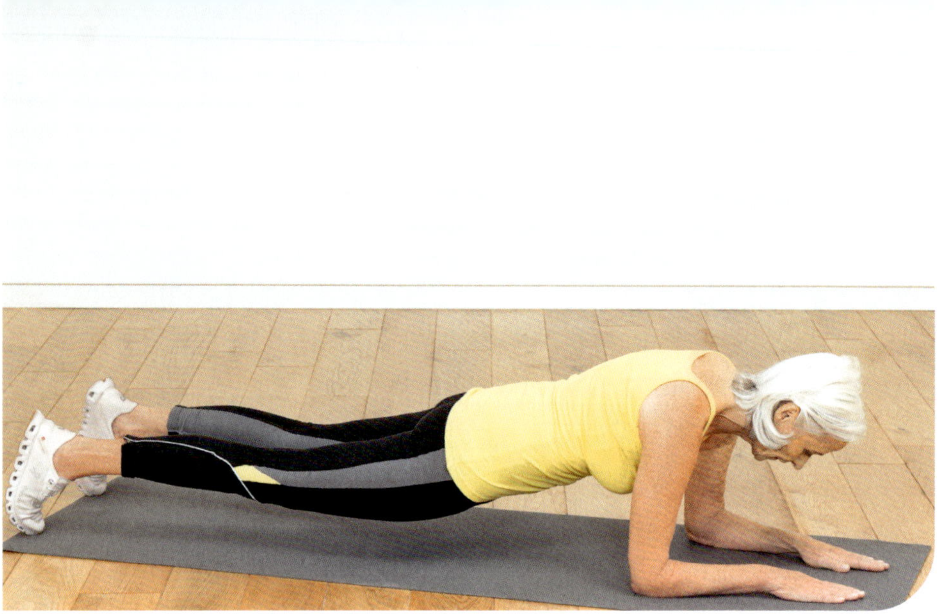

Plank

Ausgangsposition: Bauchlage, die Zehenspitzen sind aufgestellt, die Unterarme aufgestützt.

Ausführung: Stemmen Sie sich hoch, so dass Sie nur noch mit Zehen und Unterarmen Bodenkontakt haben. Halten Sie diese Position circa 15 Sekunden. Der Atem fließt!

Wichtig: Achten Sie auf die Grundspannung – nicht ins Hohlkreuz fallen.

Trainierte Muskeln: Gesamte Rumpfmuskulatur

Dauer/Wiederholungen: 4 × 15 Sekunden

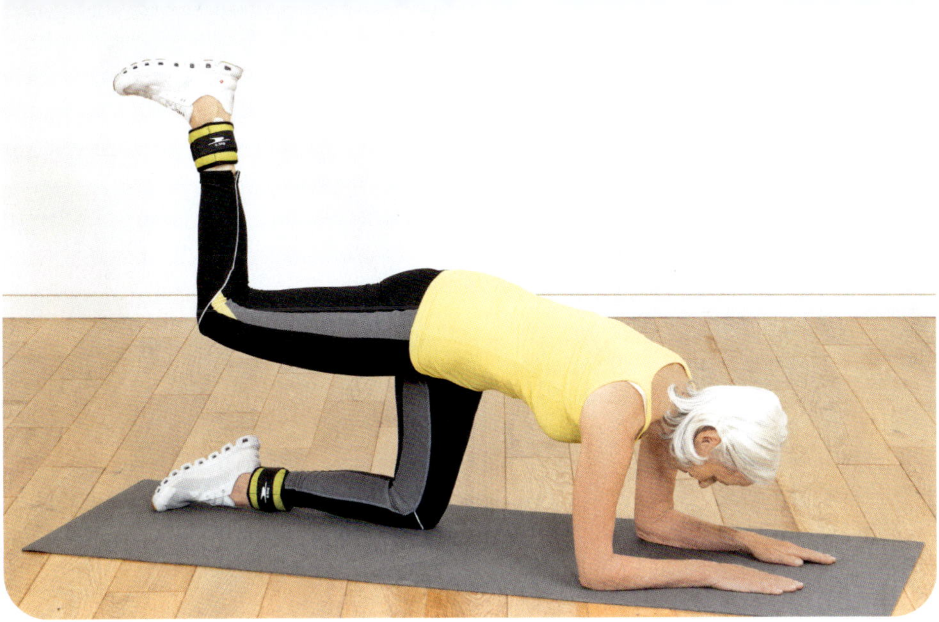

Eselstritt

Ausgangsstellung: Vierfüßlerstand mit Gewichtsmanschetten um die Fesseln.

Ausführung: Legen Sie die Unterarme auf den Boden ab. Schieben Sie ein Bein gebeugt Richtung Decke und setzen Sie es wieder ab. Wiederholen Sie dies dynamisch in schneller Folge. Am Ende des Satzes bleibt das Bein oben und Sie bewegen es in kurzen Stößen 10-mal nach oben.

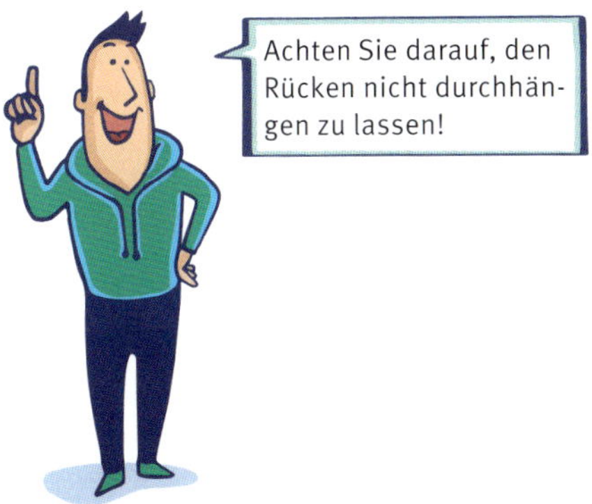

Wichtig: Das Becken dreht nicht mit!

Trainierte Muskeln: Gesäßmuskulatur

Dauer/Wiederholungen: 2 bis 4 Sätze mit 10–15 Wiederholungen

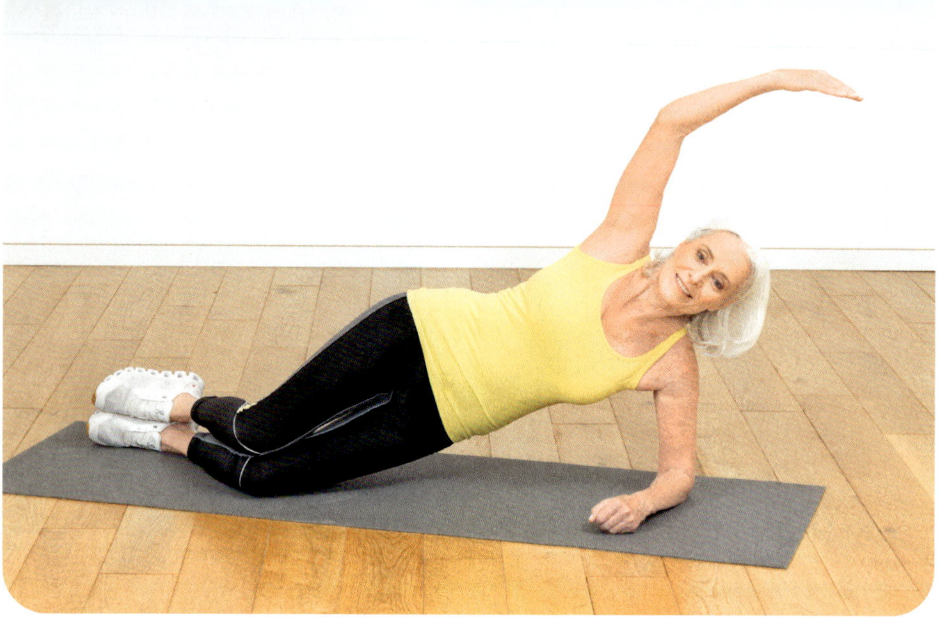

Seitstütz

Ausgangsposition: Seitlage

Ausführung: Aktivieren Sie die Grundspannung, stützen Sie sich auf den unteren Unterarm und stemmen Sie Ihren Körper nach oben, sodass nur Unterarm und Knie Bodenkontakt haben. Der obere Arm wird nach oben gestreckt. Verweilen Sie in der Position 15 Sekunden lang. Üben Sie auf beiden Seiten.

Hinweis: Achten Sie darauf, den Atem fließen zu lassen – nicht die Luft anhalten!

Trainierte Muskeln: Schräge Bauchmuskeln, gesamte Rumpfmuskulatur

Dauer/Wiederholungen: 4 × 15 Sekunden, danach Seitenwechsel

Variation: Sie können die Übung auch mit gestreckten Beinen durchführen, so wird sie noch anspruchsvoller.

Kräftigung Abduktoren

Ausgangsposition: Seitlage mit gestreckten Beinen und Gewichtsmanschetten um die Fesseln. Achten Sie auf die Grundspannung und auf das Ausatmen bei der Anstrengung. Legen Sie einen Softball unter den unteren Unterschenkel, so wird es instabil und noch anspruchsvoller.

Ausführung: Heben und senken Sie das gestreckte obere Bein. Senken Sie das Bein beim Absenken jeweils nicht ganz ab, sondern halten Sie es auch in der tiefsten Position in der Luft. Die Fußspitzen zeigen nach vorne (Seite 70 ❶).

Trainierte Muskeln: Äußere Hüftmuskulatur (Abduktoren)

Dauer/Wiederholungen: 2 bis 4 Sätze mit 10–15 Wiederholungen

Variation: Führen Sie die Übung mit zur Decke gedrehter Ferse aus (Seite 70 ❷).

Legen Sie ein zusammengeknotetes Theraband um Ihre Fesseln, das Sie durch das Anheben des Beines auf Zug bringen. Alternativ legen Sie das Theraband um Ihre Knie und beugen die Knie um 90 Grad (Seite 70 ❸).

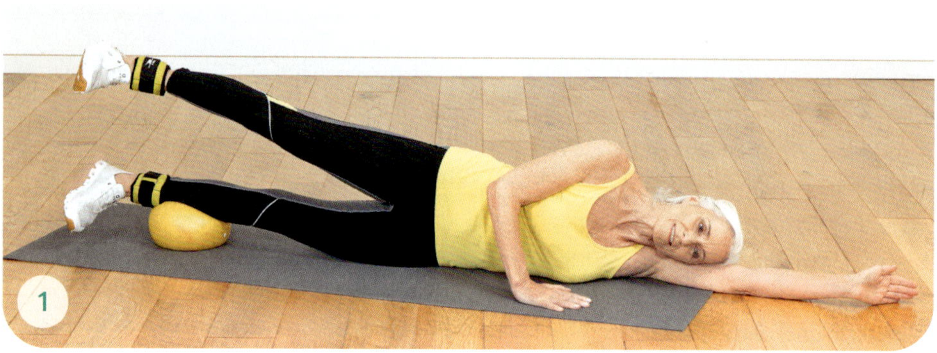
1

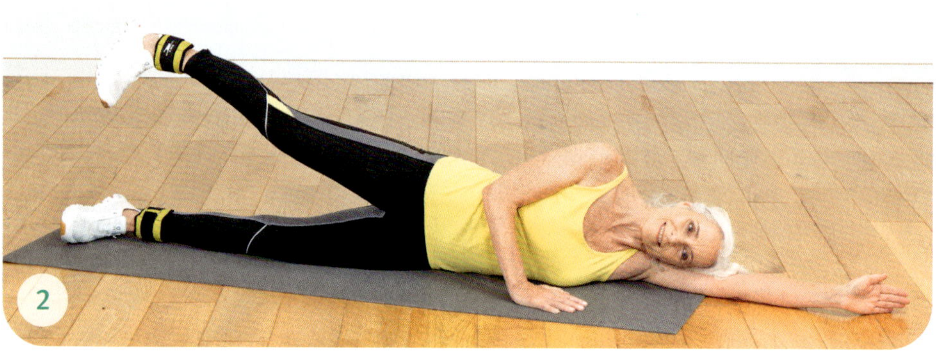
2

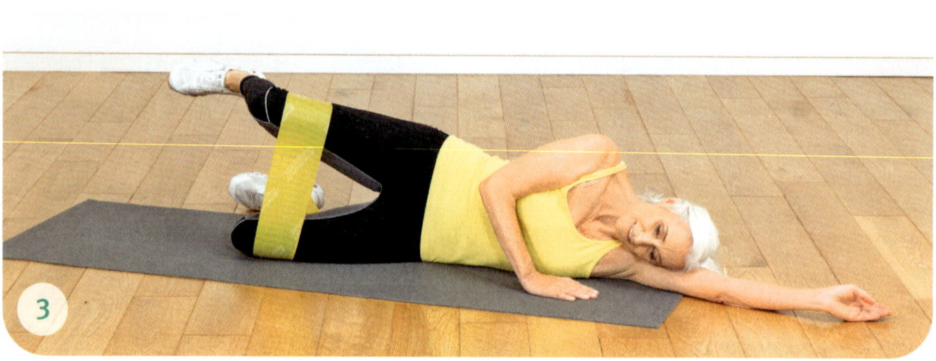
3

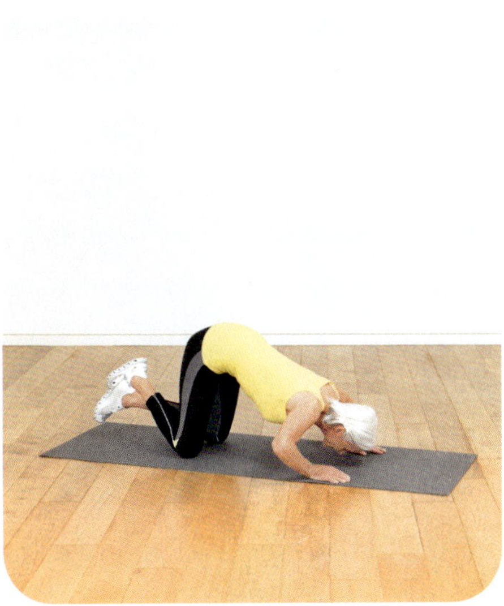

Liegestütz light

Ausgangsposition: Vierfüßlerstand mit Blick zum Boden.

Ausführung: Überkreuzen Sie die Waden. Beugen und strecken Sie die Ellenbogen wie beim Liegestütz, die Finger zeigen leicht nach außen.

Trainierte Muskeln: Schulterblattfixatoren, Armmuskulatur

Dauer/Wiederholungen: 2 bis 4 Sätze mit 10–15 Wiederholungen

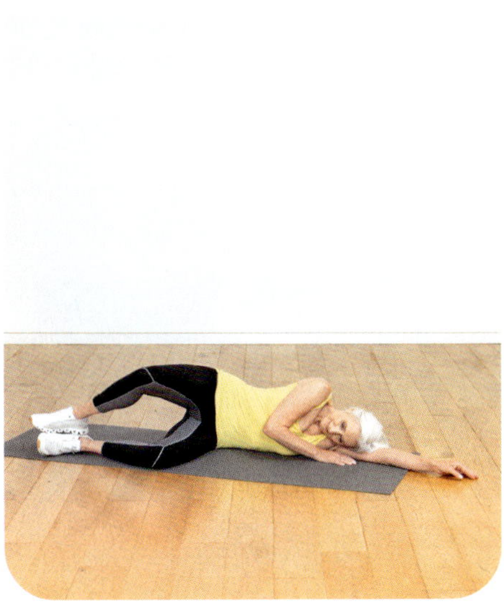

Auster

Ausgangsposition: Seitlage mit um 90 Grad angewinkelten Beinen. Die Fersen liegen aufeinander.

Ausführung: Drehen Sie das obere Bein nach oben und senken Sie es wieder ab – wie eine aufklappende Auster.

Trainierte Muskeln: Mittlere Gesäßmuskeln

Dauer/Wiederholungen: 2 bis 4 Sätze mit 10–15 Wiederholungen

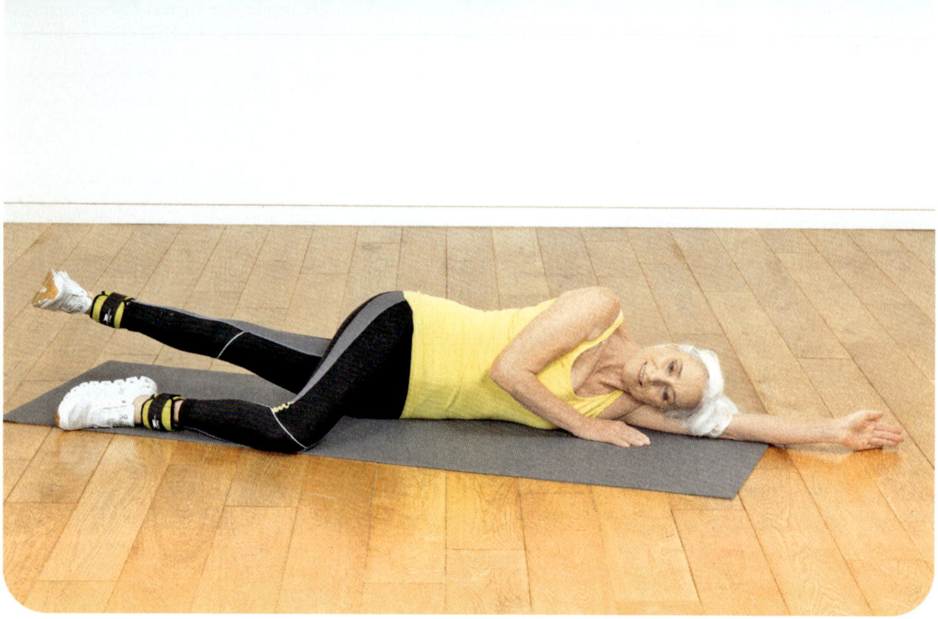

Kräftigung Adduktoren

Ausgangsposition: Grundspannung aktivieren, in Seitlage, das untere Bein ist gestreckt, das obere um 90 Grad gebeugt. Sie tragen Gewichtsmanschetten an den Fesseln.

Ausführung: Heben Sie das untere Bein an, halten Sie es 2 Sekunden in der Luft und senken Sie es dann wieder ab. Zum Abschluss der Wiederholungsreihe halten Sie das Bein in der höchsten Position und machen 10 kleine Auf-Ab-Bewegungen.

Trainierte Muskeln: Oberschenkelinnenseite (Adduktoren)

Dauer/Wiederholungen: 2 bis 4 Sätze mit 10–15 Wiederholungen

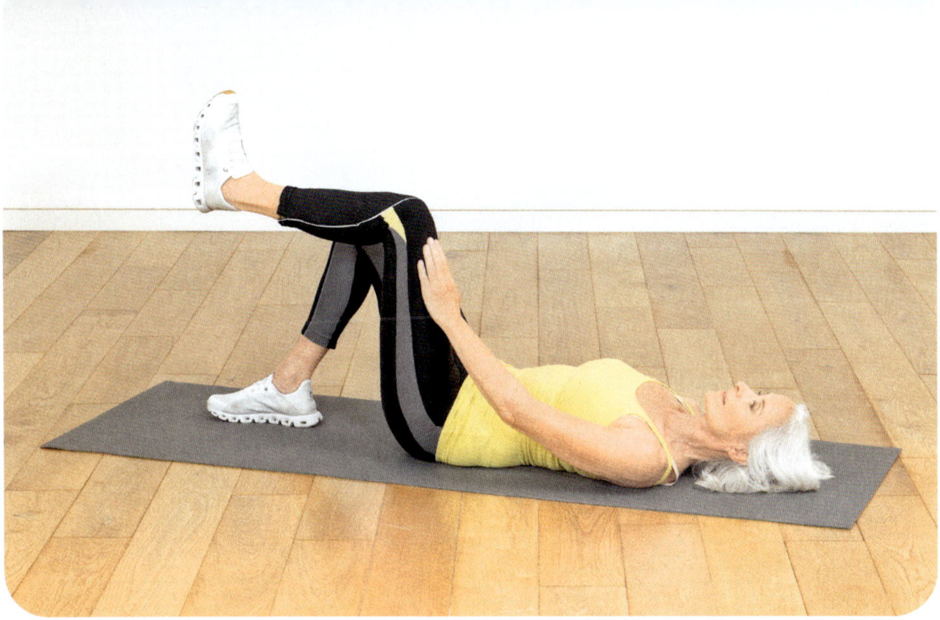

Oberschenkeldruck

Ausgangsposition: Sie liegen auf dem Rücken, das rechte Bein ist aufgestellt, das linke Bein ist angehoben. Hüfte und Knie bilden jeweils einen rechten Winkel.

Ausführung: Aktivieren Sie die Grundspannung, drücken Sie mit der linken Handfläche gegen den linken Oberschenkel und halten Sie mit Ihrer Beinmuskulatur dagegen. Halten Sie den Druck mindestens 6 Sekunden, dann lösen Sie die Spannung und wiederholen die Übung.

Trainierte Muskeln: Gerade Bauchmuskulatur

Dauer/Wiederholungen: 10–15 Wiederholungen pro Seite

Variation: Sie können auch diagonal drücken, also rechte Hand drückt gegen den linken Oberschenkel und umgekehrt. Damit trainieren Sie die schräge Bauchmuskulatur

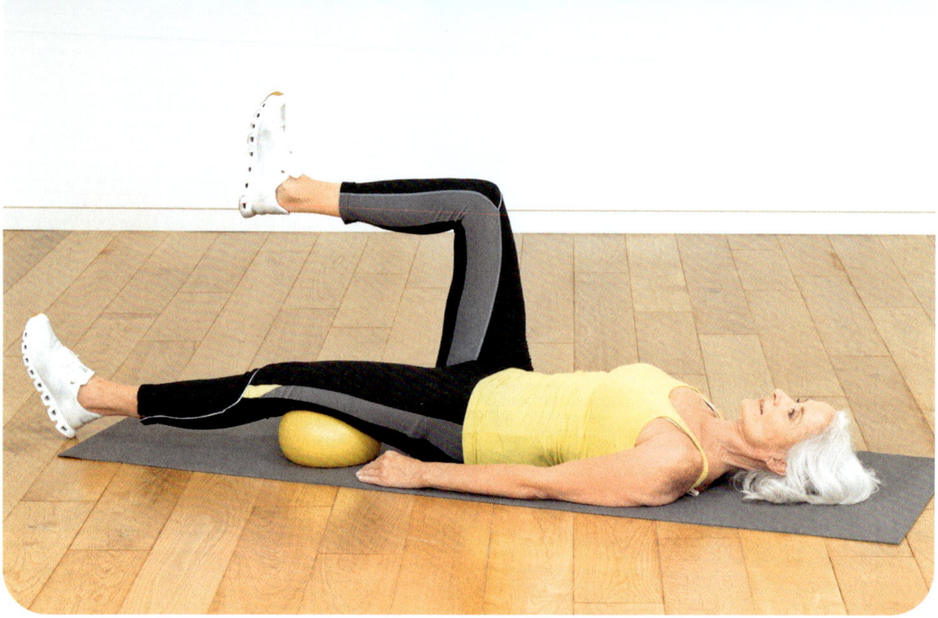

Balldruck

Ausgangsposition: Rückenlage, ein Bein ist ausgestreckt, das andere gebeugt angehoben. Unter dem Oberschenkel des ausgestreckten Beins liegt ein weicher Ball.

Ausführung: Aktivieren Sie die Grundspannung und bauen Sie Druck gegen den Ball auf. Halten Sie diesen mindestens sechs Sekunden, dann lösen Sie die Spannung. Halten Sie das Becken stabil während des Drucks, spannen Sie die Beckenbodenmuskeln an und atmen Sie fließend weiter!

Trainierte Muskeln: Bauchmuskeln, Oberschenkelmuskeln, Beckenbodenmuskeln

Dauer/Wiederholungen: 10–15 Wiederholungen pro Seite

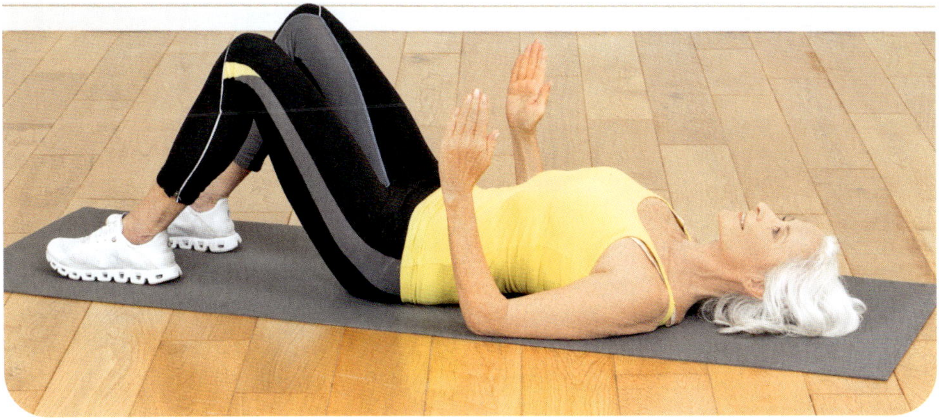

Brustbeinheber

Ausgangsposition: Sie liegen auf dem Rücken mit aufgestellten Beinen. Die Oberarme sind abgespreizt, die Unterarme zeigen nach oben. Achten Sie auf einen langen Nacken, gesenkte Schultern und die Grundspannung.

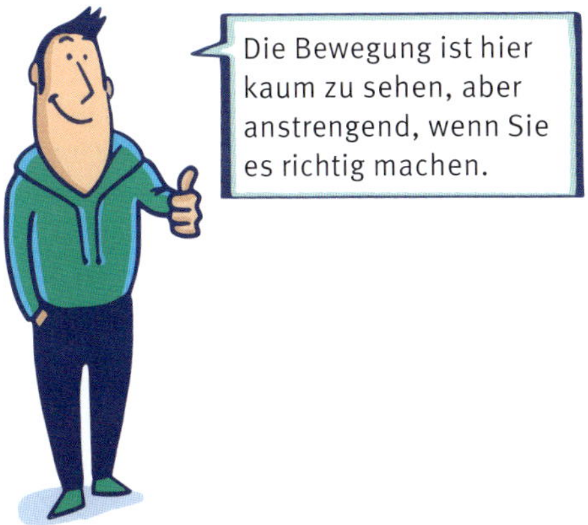
Die Bewegung ist hier kaum zu sehen, aber anstrengend, wenn Sie es richtig machen.

Ausführung: Drücken Sie mit Hinterkopf, Schulterblättern und Ellenbogen gegen die Matte. Dabei hebt sich das Brustbein. Halten Sie den Druck mindestens sechs Sekunden, dann lösen Sie die Spannung.

Trainierte Muskeln: Schulterblattfixatoren, Oberarmmuskeln

Dauer/Wiederholungen: 10–15-mal

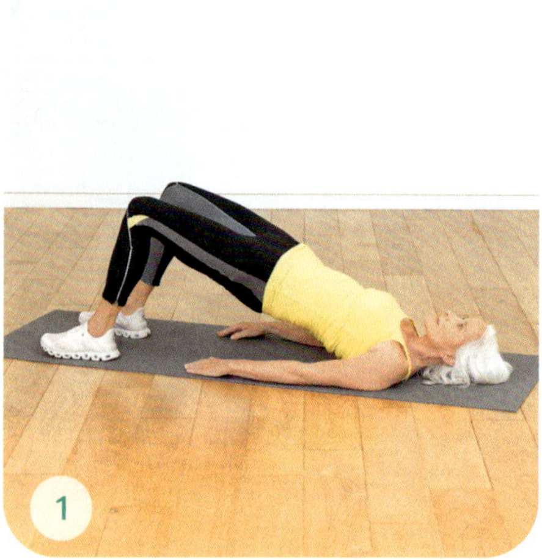

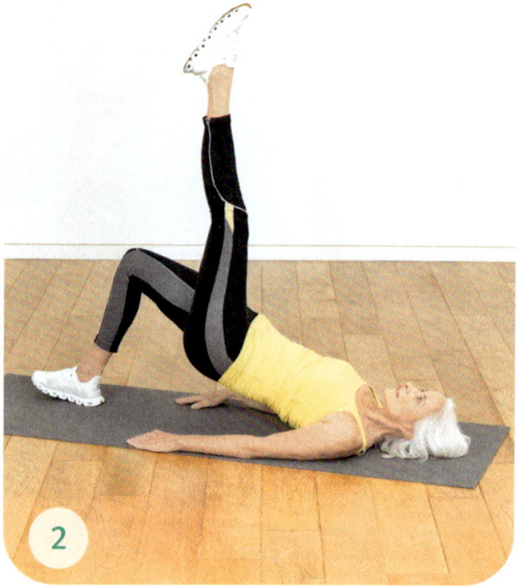

Beckenlift

Ausgangsposition: Sie liegen mit aufgestellten Beinen auf dem Rücken.

Ausführung: Aktivieren Sie die Grundspannung. Bewegen Sie dann Ihr Becken nach oben, bis Ihr Körper von den Schultern bis zu den Knien eine gerade Linie bildet. ❶ Spannen Sie in der Endposition Beckenboden und Gesäßmuskeln 6 Sekunden lang an (als wollten Sie den Harnstrahl stoppen) und lösen Sie dann wieder. Wiederholen Sie die Spannung 6-mal. Senken Sie dann das Becken wieder Wirbel für Wirbel ab und wiederholen Sie die Übung.

Trainierte Muskeln: Gesäßmuskeln, Rückenstreckermuskeln, Oberschenkelmuskeln-Rückseite, Beckenbodenmuskeln

Dauer/Wiederholungen: 10–15 Wiederholungen

Variation: Strecken Sie in der Endposition ein Bein nach oben und stoßen Sie die Fußspitze 5-mal zur Decke. ❷

Modul 4: Mobilisationsübungen

Unter Mobilisieren versteht man das bewusste Bewegen von Wirbelsäule und Gelenken. Das Motto lautet Beweglichkeit erhalten oder, wenn nötig, wiederherstellen.

Mobilisation wird ohne Kraftanstrengung durchgeführt. Gerade für Osteoporosepatientinnen und -patienten ist es wichtig, dass die Wirbelsäule ihre Beweglichkeit behält. Durch Strecken, Recken, Drehen und Kreisen, ein paar Minuten jeden Tag, werden die Gelenke aktiviert und Ihre Wirbelsäule bleibt beweglich. Zudem beugen Sie so auch Arthrose vor, weil Gelenkflüssigkeit gebildet wird.

In der Osteoporosegymnastik vermeiden wir aber Mobilisationsübungen, welche die Brustwirbelsäule nach vorne beugen, wie zum Beispiel die beliebte Katzenbuckelübung. Wann immer Sie daran denken, richten Sie sich auf und versuchen Sie, die Brustwirbelsäule zu strecken. Ihre Haltung wird dadurch verbessert und die Wirbelsäule geschont. Wir arbeiten gegen die Beugung, unser Ziel ist die Aufrichtung und Streckung der Brustwirbelsäule!

Benötigte Materialien: Matte, Softball

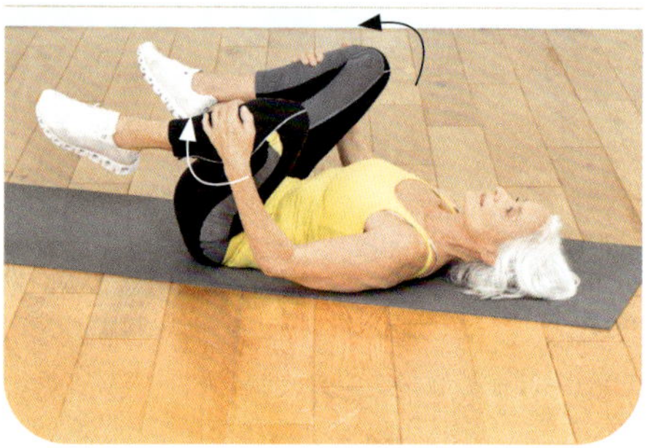

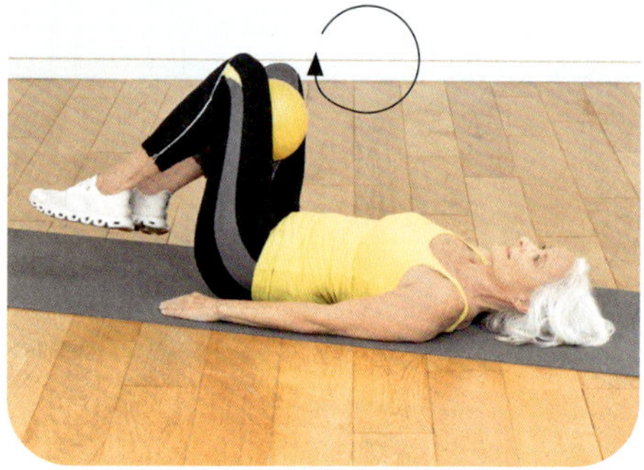

Knee Circle

Ausgangsposition: Sie liegen in Rückenlage, die Beine in der Luft, beide Knie sind gebeugt, die Hände umfassen die Unterschenkel.

Ausführung: Lassen Sie die Knie gleichzeitig links und rechts nach außen kreisen und schließen Sie diese wieder. Der Atem fließt, der Nacken ist lang, die Schultern sind gesenkt.

Dauer/Wiederholungen: 8 bis 12 Kreise.

Ball Circle

Ausgangsposition: Sie liegen in Rückenlage, die Beine in der Luft, beide Knie sind gebeugt und halten einen Ball.

Ausführung: Lassen Sie die geschlossenen Knie aus der Hüfte heraus kreisen.

Dauer/Wiederholungen: 8 bis 12 Kreise, dann die Richtung wechseln.

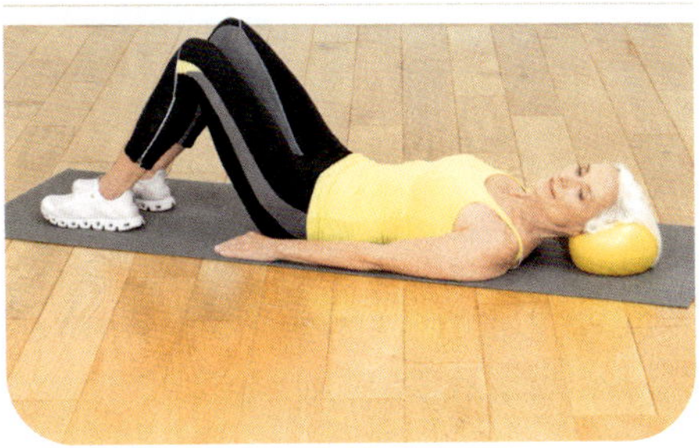

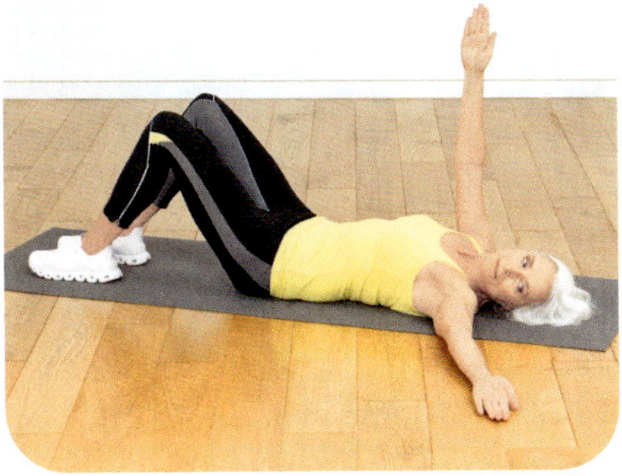

Nose Circle

Ausgangsposition: Sie liegen in Rückenlage, die Beine aufgestellt, einen Ball unter dem Hinterkopf.

Ausführung: Bewegen Sie den Kopf nach rechts und links, dann vor und zurück. Arbeiten Sie langsam und vorsichtig.

Dauer/Wiederholungen: 4-mal in jede Richtung langsam den Kopf bewegen

Wichtig: Achten Sie auf sehr langsame Bewegungen!

Schwalbe im Liegen

Ausgangsposition: Rückenlage, die Beine sind aufgestellt, die Arme nach oben gestreckt.

Ausführung: Der linke Arm wird zur Seite geführt, die Handfläche ist nach oben gedreht. Führen Sie den Arm zurück und wechseln Sie die Seite.

Dauer/Wiederholungen: 10 Wiederholungen pro Seite

Variation: Drehen Sie den Kopf mit.

Modul 5: Dehnungsübungen

Viele Menschen sind nicht sonderlich beweglich, und im Alter wird das im Allgemeinen nicht besser. Mit Dehnungsübungen beugen wir Muskelverkürzungen vor.

Eine Muskelverkürzung tritt dann ein, wenn ein Muskel über einen längeren Zeitraum nicht bis an die Grenzen seiner Beweglichkeit gedehnt wird.

In unserer Osteoporosegymnastik verwenden wir die Technik des normalen Dehnens, auch Stretching genannt. Wir bringen den zu dehnenden Muskel langsam in die Dehnposition, verweilen in dieser mindestens 20 Sekunden (gerne auch 30 Sekunden, wenn es Ihr Zeitplan erlaubt) und gehen dann langsam wieder aus der Dehnung heraus.

Lassen Sie sich Zeit, fühlen Sie in die zu dehnende Muskulatur hinein und nehmen Sie Rücksicht auf Ihre Tagesform.

Durch Dehnung im Bereich der Brustwirbelsäule kommt es zusätzlich zu einer Kräftigung der Rückenstreckermuskulatur. Dies ist in der Osteoporosegymnastik von besonderer Bedeutung, da dadurch das Risiko von Wirbelkörpereinbrüchen sinkt.[31]

Benötigte Materialien: Matte, eventuell Theraband, Hanteln

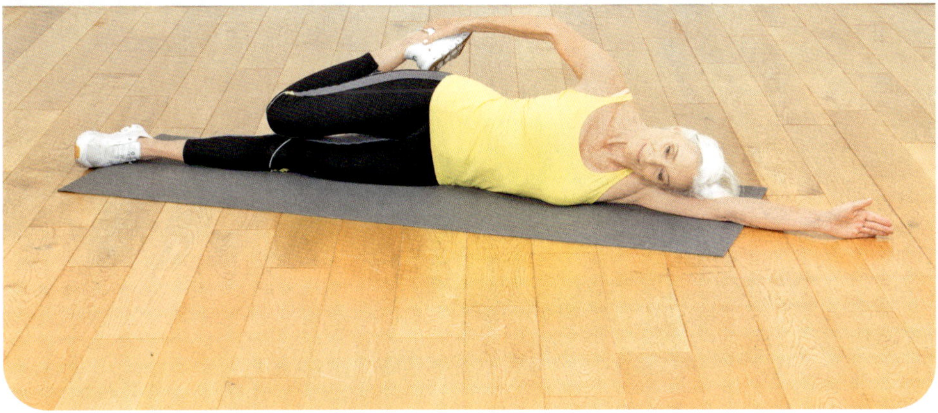

Dehnung Oberschenkelvorderseite

Ausgangsposition: Sie liegen in Seitlage und aktivieren die Grundspannung, der Atem fließt.

Ausführung: Umfassen Sie den Fußrücken des oberen Beins mit einer Hand und ziehen Sie den Fuß in Richtung Gesäß. Üben Sie auf beiden Seiten.

Dauer/Wiederholungszahl: Dehnung langsam aufbauen, mindestens 20 Sekunden halten, dann langsam auflösen.

Variation: Sie können auch ein Theraband um den Fuß legen und dieses als eine Art »Zügel« verwenden, wenn Ihnen das leichterfällt.

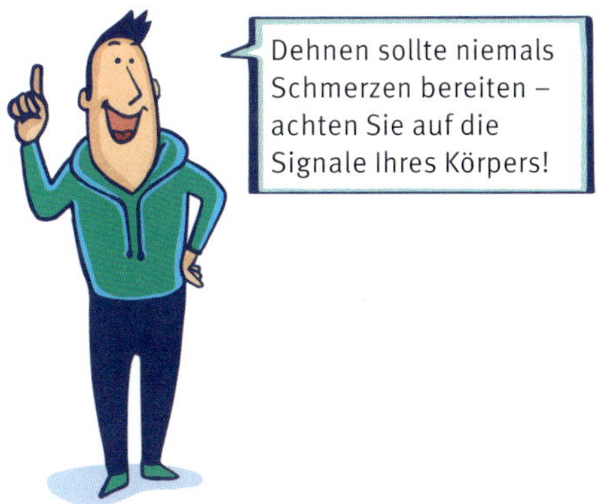
Dehnen sollte niemals Schmerzen bereiten – achten Sie auf die Signale Ihres Körpers!

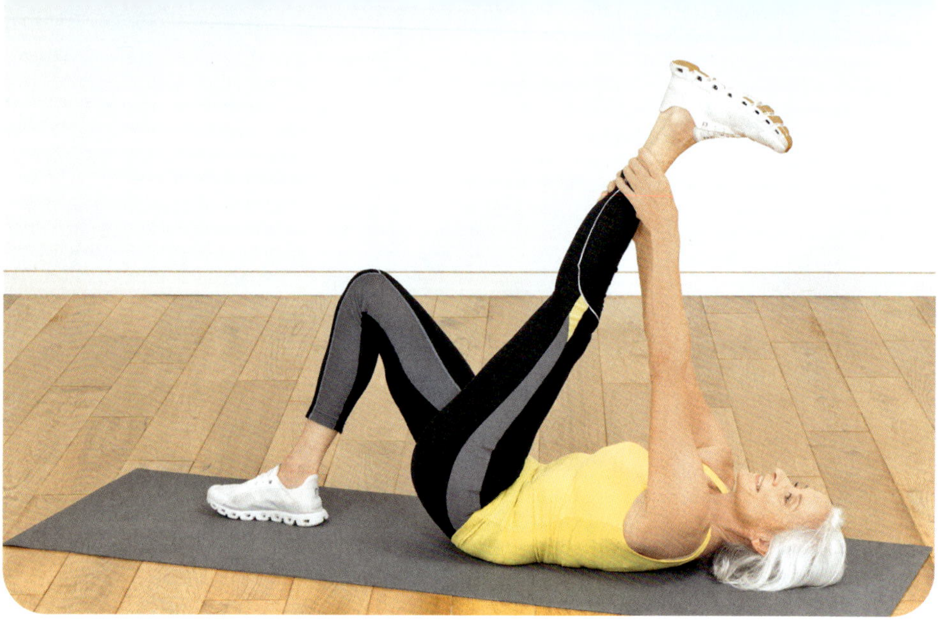

Dehnung Oberschenkelrückseite

Ausgangsposition: Sie liegen in Rückenlage, die Grundspannung ist aktiviert, der Atem fließt, der Nacken ist lang, die Schultern sind gesenkt.

Ausführung: Stellen Sie ein Bein auf, das zweite strecken Sie nach oben. Umfassen Sie das Bein oberhalb des Sprunggelenks und ziehen Sie es zum Oberkörper heran. Es ist nicht schlimm, wenn Sie das Bein nicht ganz durchstrecken können, es geht in diesem Fall nur um die Dehnung auf der Oberschenkelrückseite, und die erzielen Sie auch mit gebeugtem Knie.

Üben Sie auf beiden Seiten.

Dauer/Wiederholungszahl: Dehnung langsam aufbauen, mindestens 20 Sekunden halten, dann langsam auflösen.

Variation: Sie können auch ein Theraband um den Fuß legen und dieses als eine Art »Zügel« verwenden.

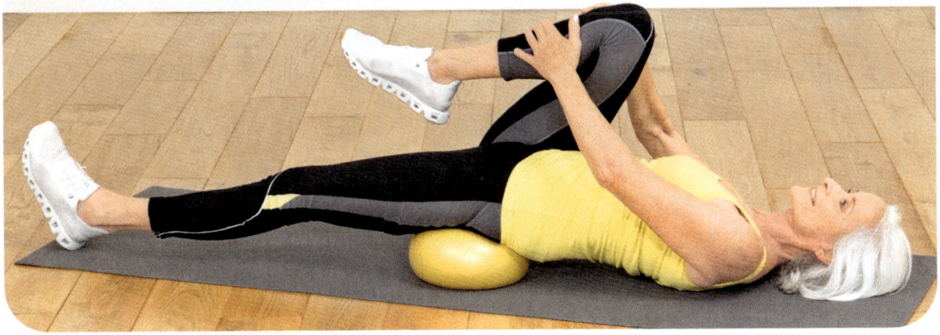

Dehnung Hüftbeuger

Ausgangsposition: Sie liegen in Rückenlage, die Grundspannung ist aktiviert, der Atem fließt, der Nacken ist lang, die Schultern sind gesenkt. Legen Sie einen Ball unter das Kreuzbein, sodass das ausgestreckte Bein noch mehr Zug bekommt. So können Sie die Dehnung im Hüftbeugermuskel noch verstärken.

Ausführung: Das zu dehnende Bein bleibt ausgestreckt (zur Verstärkung die Fußspitzen in Richtung Nase ziehen), das zweite Bein ziehen Sie gebeugt zum Oberkörper heran. Umfassen Sie den Unterschenkel mit den Händen und ziehen Sie den Oberschenkel an Ihren Oberkörper. Üben Sie auf beiden Seiten.

Dauer/Wiederholungszahl: Dehnung langsam aufbauen, mindestens 20 Sekunden halten, dann langsam auflösen.

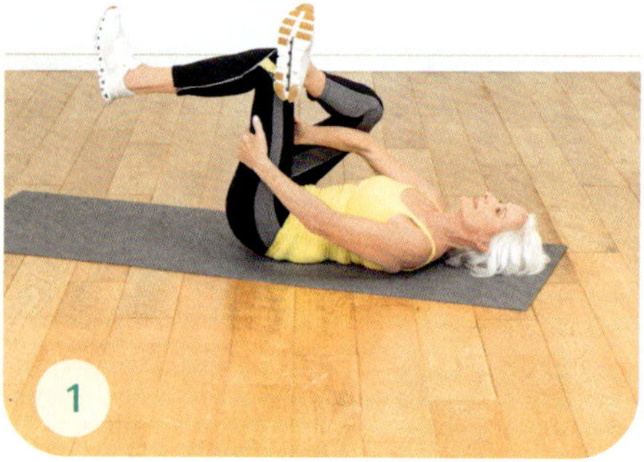

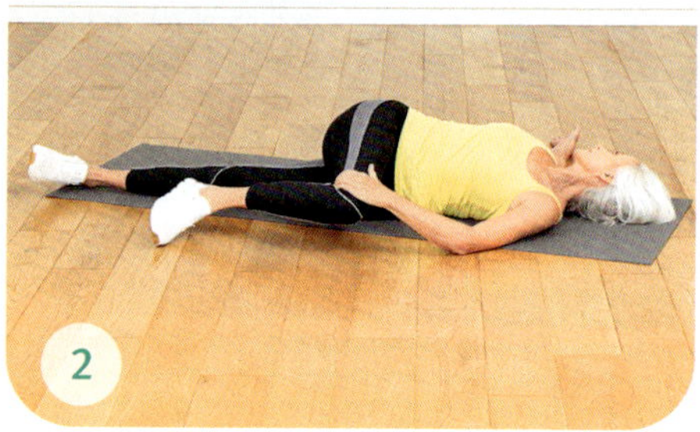

Dehnung Gesäßmuskel

Ausgangsposition: Rückenlage mit angehobenen Füßen und um 90 Grad gebeugten Knien.

Ausführung: Greifen Sie nach Ihrem rechten Fuß und legen Sie ihn auf Ihrem linken Oberschenkel ab. Greifen Sie durch das nun entstehende Fenster und ziehen Sie das linke Bein zum Körper. Mit dem rechten Ellenbogen drücken Sie den Oberschenkel des rechten Beines weg und verstärken so die Dehnung im rechten Gesäßmuskel. ❶

Dauer/Wiederholungszahl: Dehnung langsam aufbauen, mindestens 20 Sekunden halten, dann langsam auflösen und die Seite wechseln.

Variation: Beugen Sie in Rückenlage ein Bein und legen Sie es auf die andere Körperseite über das andere Bein, das Becken dreht mit. Die diagonale Hand verstärkt die Dehnung durch leichten Druck gegen den Oberschenkel. ❷

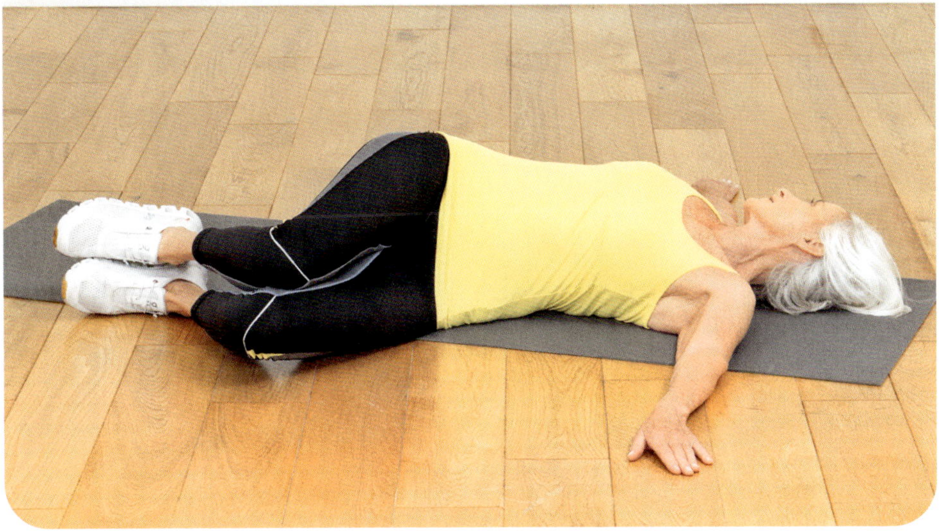

Dehnung unterer Rücken und Bauchmuskeln

Ausgangsposition: Sie liegen in Rückenlage, die Grundspannung ist aktiviert, der Atem fließt, der Nacken ist lang, die Schultern sind gesenkt.

Ausführung: Stellen Sie die Füße auf und legen Sie dann die Knie auf einer Seite geschlossen ab. Das Gesicht drehen Sie zur anderen Seite. Üben Sie auf beiden Seiten.

Dauer/Wiederholungszahl: Dehnung langsam aufbauen, mindestens 20 Sekunden halten, dann langsam auflösen.

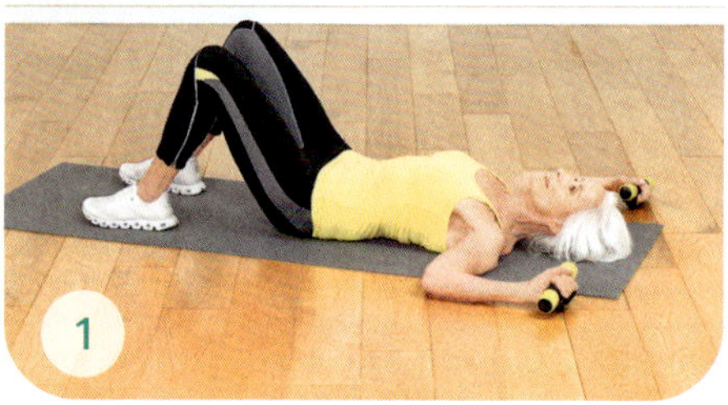

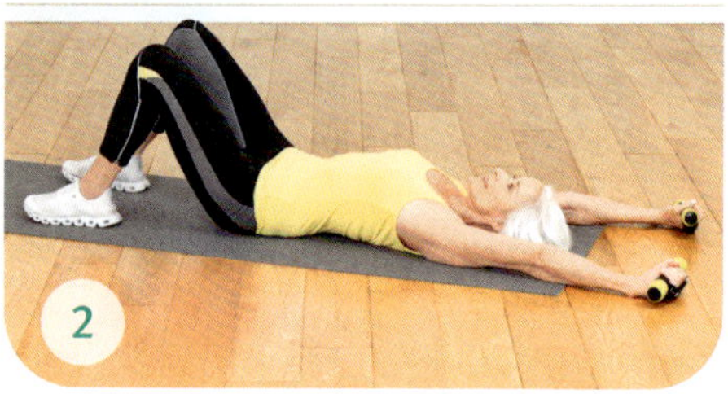

Brustmuskeldehnung in drei Positionen

Ausgangsposition: Sie liegen in Rückenlage mit aufgestellten Beinen. Nehmen Sie in jede Hand eine Hantel für einen vermehrten Zug während der Dehnung.

Ausführung erste Position: Legen Sie die Arme seitlich neben Ihren Körper, die Ellenbogen sind um 90 Grad gebeugt, die Hände weisen nach oben. Halten Sie die Position mindestens 20 Sekunden. ❶

Ausführung zweite Position: Schieben Sie die Arme etwas höher und verweilen Sie.

Ausführung dritte Position: Schieben Sie die Arme noch weiter nach oben, wenn möglich bis zur Streckung, und verweilen Sie wieder rund 20 Sekunden. ❷

Danach kehren Sie in die zweite, dann in die erste Position zurück und lösen dann die Dehnung.

Dauer/Wiederholungszahl: Dehnung langsam aufbauen, mindestens 20 Sekunden halten.

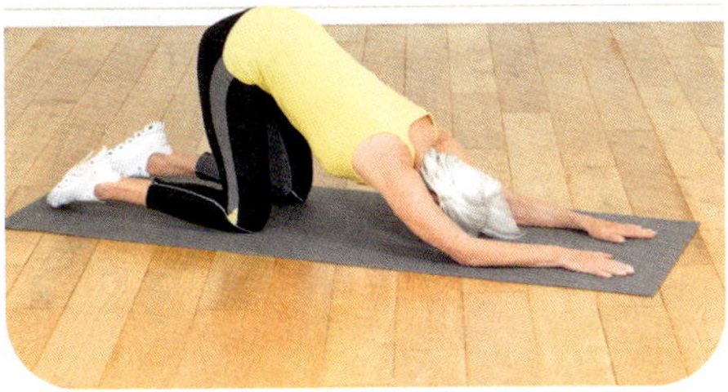

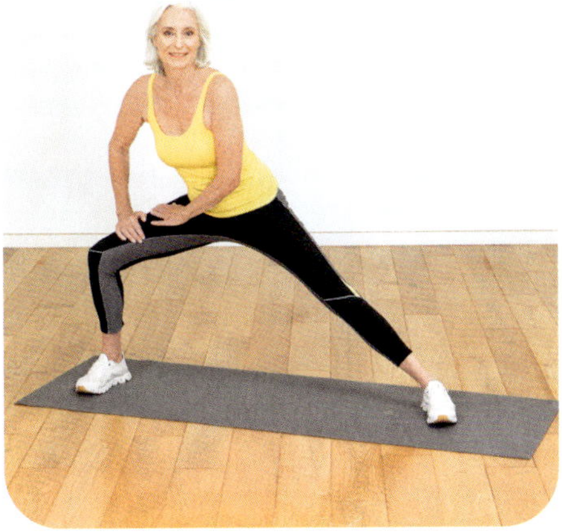

Dehnung Rückenmuskeln

Ausgangsposition: Vierfüßlerstand

Ausführung: Beugen Sie sich aus der Hüfte nach vorne und schieben Sie die Hände über die Matte weit nach vorne, bis die Schultern nah am Boden sind. Die Oberschenkel bleiben im rechten Winkel zu den Unterschenkeln.

Dauer/Wiederholungszahl: Dehnung langsam aufbauen, mindestens 20 Sekunden halten, dann langsam auflösen.

Dehnung Adduktoren

Ausgangsposition: Beginnen Sie im aufrechten Stand, aber mit gegrätschten Beinen.

Ausführung: Beugen Sie ein Knie an (achten Sie darauf, dass das Knie hinter der Fußspitze bleibt) und verlagern Sie das Gewicht auf dieses Bein. Üben Sie auf beiden Seiten.

Dauer/Wiederholungszahl: Dehnung langsam aufbauen, mindestens 20 Sekunden halten, dann langsam auflösen.

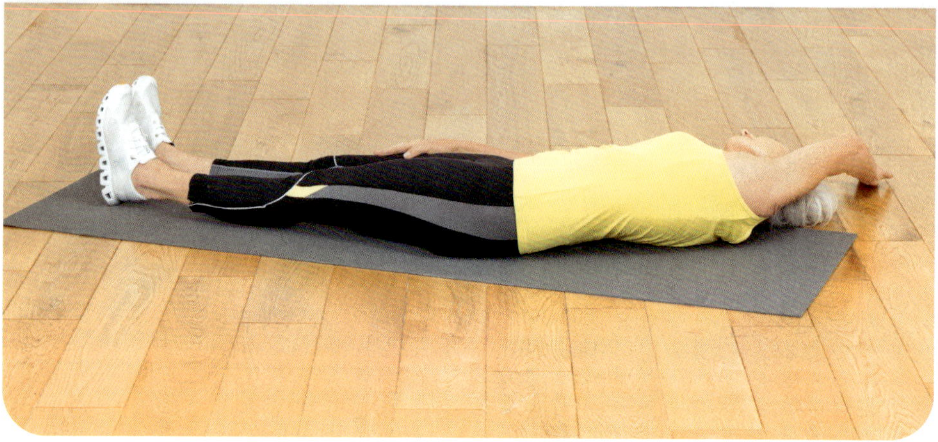

Dehnung Zwischenrippenmuskulatur

Ausgangsposition: Sie beginnen in Rückenlage.

Ausführung: Strecken Sie den linken Arm nach hinten oben und schieben Sie die rechte Hand an der Hosennaht entlang nach unten. Dadurch wird Ihr Oberkörper zur Seite gebogen (in der Form eines Halbmondes). Die Dehnung spüren Sie nun im Bereich der Zwischenrippenmuskeln auf der linken Seite. Üben Sie auf beiden Seiten.

Dauer/Wiederholungszahl: Dehnung langsam aufbauen, mindestens 20 Sekunden halten, dann langsam auflösen.

Modul 6: Atmen und Entspannen

Sie sind am Ende Ihres Workouts. Es folgt die bewusste Phase der Atmung und Entspannung.

Ein bewusstes Ein- und Ausatmen bewirkt einen rhythmischen Wechsel von An- und Entspannung. Mit ein wenig Übung, leiser Musik oder Meeresrauschen im Hintergrund ist es möglich, die Entspannung mit jedem Atemzug zu verstärken. Daraus folgt nicht nur eine mentale Entspannung, sondern auch eine Herabsetzung des Muskeltonus. Es besteht also die Möglichkeit, über den Atemrhythmus auf unsere körperliche Anspannung Einfluss zu nehmen.

Speziell in der Osteoporosegymnastik sind Atemübungen wichtig, da durch Verformungen der Wirbelsäule Brust- und Bauchorgane manchmal nicht mehr genügend belüftet werden. Der Sauerstoffgehalt im Blut ist somit reduziert, Muskeln verspannen. Überdies kann der Sauerstoffaustausch durch mangelnde Dehnfähigkeit der Zwischenrippenmuskulatur zusätzlich eingeschränkt sein. Ebenso können verspannte Schultergürtelmuskeln die freie Bewegung und

Belüftung behindern. Wie Sie inzwischen wissen, kommen Rückenschmerzen bei Osteoporose oft durch verspannte Muskeln zustande und weniger von Knochenschmerzen. Somit wird empfohlen, die Osteoporose-Workouts mit ein paar bewussten Atemzügen zu beenden. Schweifen die Gedanken ab, was durchaus vorkommt, lenken Sie Ihre Aufmerksamkeit immer wieder bewusst auf Ihren Atem.[32]

Bei der Brustatmung werden die zentralen Anteile der Lunge belüftet. Vollständig ist die Brustatmung, wenn auch die oberen Anteile der Lungenflügel an der Atmung beteiligt sind (Lungenspitzenatmung). Bei dieser Atmung heben und senken sich auch die Schultern im Atemrhythmus.

Bei der Bauchatmung wird besonders das Zwerchfell aktiv angehoben und wieder gesenkt. Es ist der wichtigste Atemmuskel des Menschen und trennt Brust- und Bauchraum. Beim Anheben des Zwerchfells wird das Lungenvolumen verkleinert (Ausatmung), beim Senken wird der Lungenraum erweitert und Luft angesaugt. Man sieht diese Bewegungen am Bauchvolumen. Beim Einatmen wird der Bauch groß, beim Ausatmen wieder flach.

Benötigte Materialien: Matte

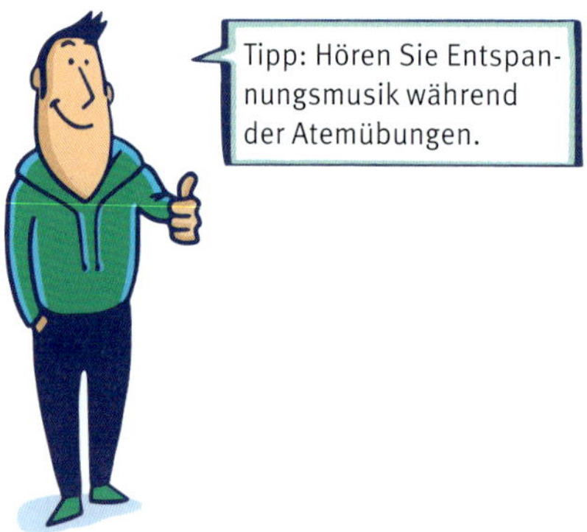

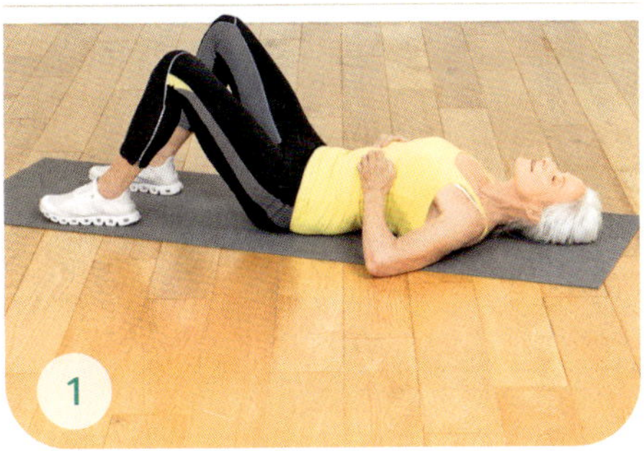
1

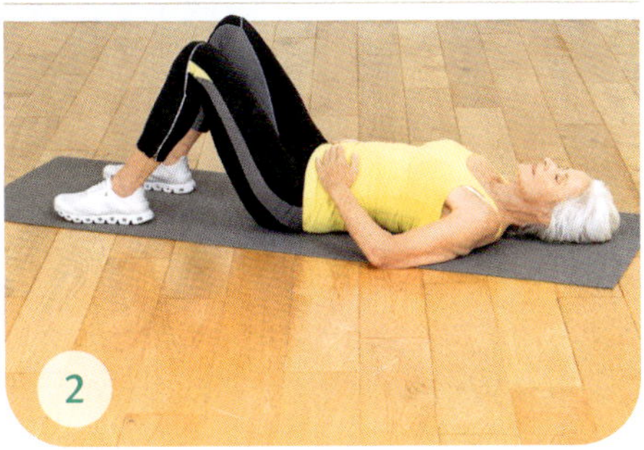
2

Atemübungen

Ausgangsposition: Rückenlage, die Beine sind aufgestellt, die Hände liegen auf den Rippenbögen.

Ausführung Brustatmung: Atmen Sie durch die Nase ein, lenken Sie die Luft in den Brustraum und in die Flanken und lassen Sie sie dann durch den geöffneten Mund ausfließen. Stellen Sie sich vor, es öffneten sich beim Einatmen Ihre Rippenbögen wie eine Schiebetür, beim Ausatmen schließt sie sich. ❶ Idealerweise heben und senken sich auch die Schultern (Lungenspitzenatmung).

Ausführung Bauchatmung: Atmen Sie durch die Nase die Luft in den Bauch und lassen Sie sie durch die geöffneten Lippen wieder ausfließen. Schließen Sie dabei die Augen. Beim Einatmen wird der Bauch aufgeblasen wie ein Luftballon, beim Ausatmen wird der Bauch wieder bewusst flach gemacht. ❷

Power for your bones – Senior-Workout

Sie sind nicht mehr so mobil und sicher auf den Beinen? Dann ist dieses Workout das Richtige für Sie.

Auch körperlich eingeschränkte, ältere und sehr alte Menschen können durch ein angepasstes regelmäßiges Training einer weiteren Verminderung der Knochenmasse entgegenwirken. Es werden 3-mal pro Woche 30 Minuten Training mit einem Sessel als Trainingshilfe empfohlen.[33]

Es geht los mit einem Warm-up, gefolgt von rund zehn Minuten Gleichgewichts- und Koordinationstraining. Es folgen Übungen zur Kräftigung. Mobilisations-, Dehnungs- und Atemübungen runden das Programm ab.

Trainierte Muskeln haben viele Vorteile. Wenn Ihre Oberschenkelmuskulatur kräftig ist, werden Sie leichter mit Hindernissen und unebenem Untergrund klarkommen. Sie gehen mit kräftigen Schritten, entlasten so Ihre Wirbelsäule und sind nicht so sturzgefährdet.

Um die Übungen noch effektiver zu gestalten, ziehen Sie vor Beginn Ihre Bauchdecke nach innen und spannen die Beckenbodenmuskeln an. Dadurch entsteht im Inneren des Bauchraumes Druck, der für Stabilisierung sorgt.

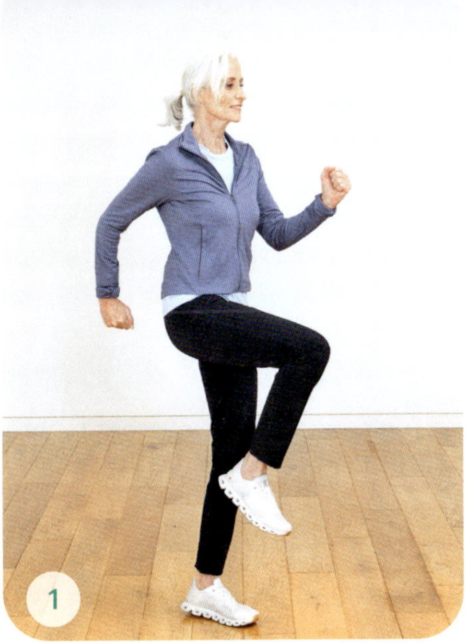

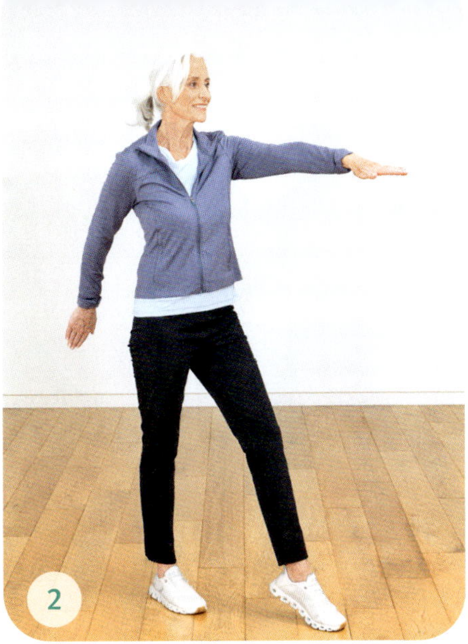

Warm-up

Ausgangsposition: Aufrechter Stand.

Ausführung: Marschieren Sie am Platz und nehmen Sie Ihre Arme kräftig mit. (1) Schwingen Sie dann beide Arme nach oben, atmen Sie tief durch und senken Sie diese wieder ab. Wiederholen Sie dies einige Male.

Tippen Sie nun abwechselnd mit der rechten und der linken Fußspitze nach vorne, nehmen Sie dann die Arme der jeweiligen Seite dazu und strecken Sie diese zugleich mit den Fußspitzen nach vorne. (2) Machen Sie die Übung auch gegengleich, sodass der rechte Fuß und der linke Arm nach vorne tippen und umgekehrt.

Dauer/Wiederholungen: 7 bis 10 Minuten. Motivieren Sie sich gerne mit Musik Ihrer Wahl.

Variation: Diese Übung bei Bedarf im Sitzen durchführen

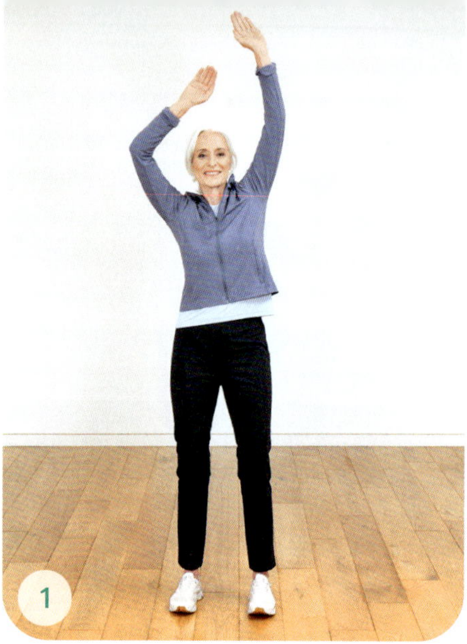
1

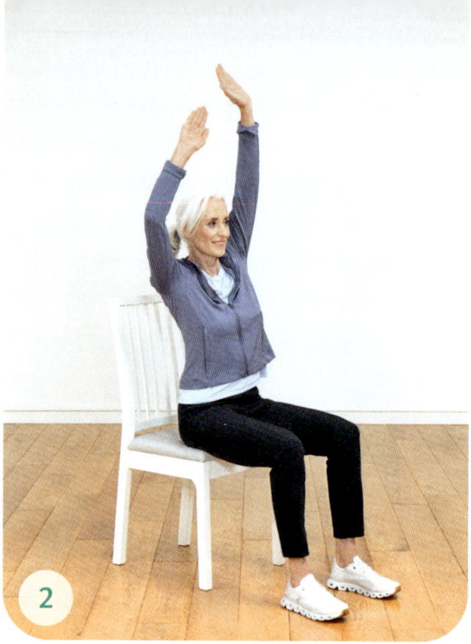
2

Sterne vom Himmel holen

Ausgangsposition: Aufrechter Stand.

Ausführung: Aktivieren Sie die Grundspannung. Strecken Sie beide Arme nach oben und ziehen Sie dann abwechselnd den rechten und den linken Arm in Richtung Himmel. ❶ Richten Sie dabei den Blick nach vorne, um eine Überstreckung der Halswirbelsäule zu vermeiden.

Dauer/Wiederholungen: Pro Seite 10-mal hochziehen.

Variation: Diese Übung bei Bedarf im Sitzen durchführen. ❷

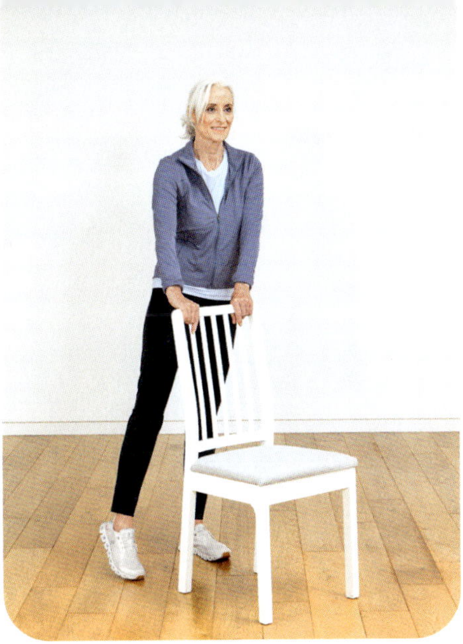

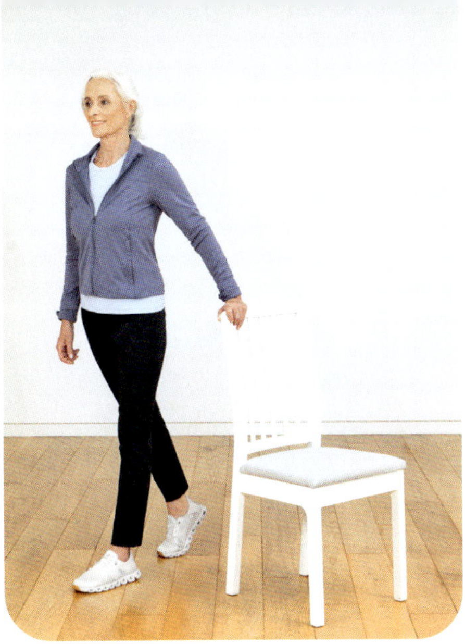

Wankelmut

Ausgangsposition: Aufrechter Stand.

Ausführung: Verlagern Sie das Gewicht von einem Bein auf das andere und wechseln Sie einige Male hin und her. Bei Bedarf können Sie sich an einem Sessel o.Ä. festhalten.

Dauer/Wiederholungen: 10 Wiederholungen

Variation: Heben Sie das Spielbein vom Boden ab.

Wiegeschritt

Ausgangsposition: Aufrechter Stand.

Ausführung: Gehen Sie in Schrittstellung. Im Wiegeschritt einmal das vordere Bein belasten, dann das Gewicht auf das hintere Bein verlagern. Wippen Sie einige Male hin und her, dann wechseln Sie die Seite.

Dauer/Wiederholungen: 10 Wiederholungen pro Seite

Variation: Das Spielbein vom Boden abheben.

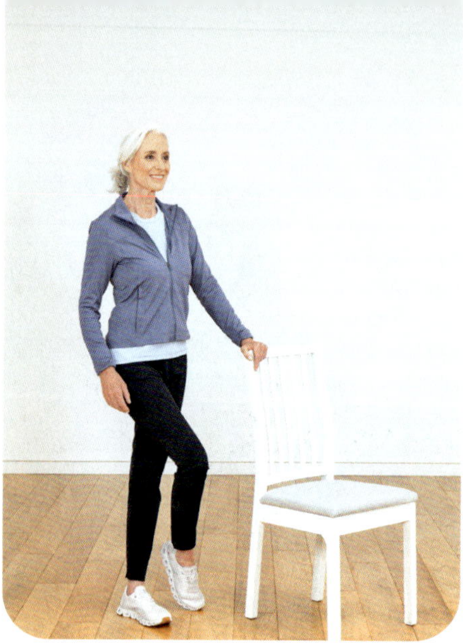

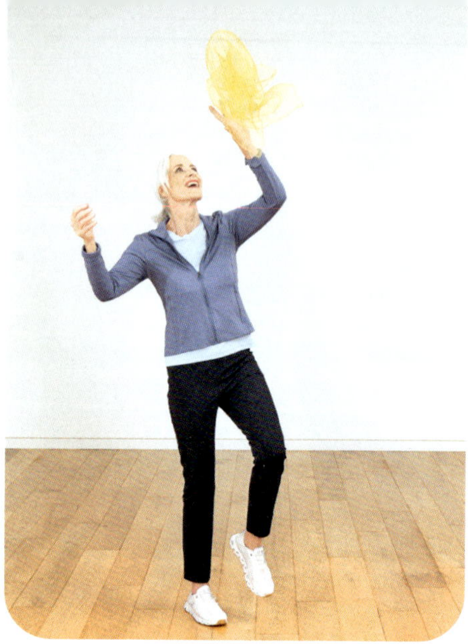

Halbkreis

Ausgangsposition: Aufrechter Stand.

Ausführung: Führen Sie ein Bein in einer halbkreisförmigen Bewegung in der Luft nach vorne und wieder zurück. Tippen Sie jeweils in der Endposition den Boden an. Üben Sie auf beiden Seiten.

Dauer/Wiederholungen: 10 Wiederholungen pro Seite

Jongleur

Ausgangsposition: Aufrechter Stand.

Ausführung: Heben Sie ein Bein nach vorne an und versuchen Sie, auf einem Bein stehend ein Jongliertuch hochzuwerfen und wieder zu fangen.

Dauer/Wiederholungen: 4 × 15 Sekunden pro Seite

Variationen: Auf einer weichen Matte stehend üben.

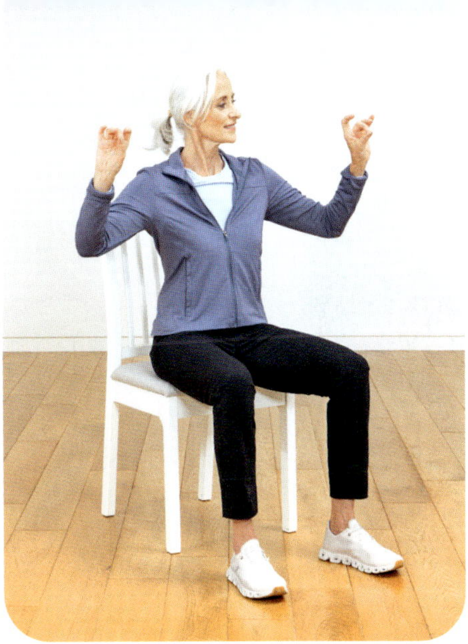

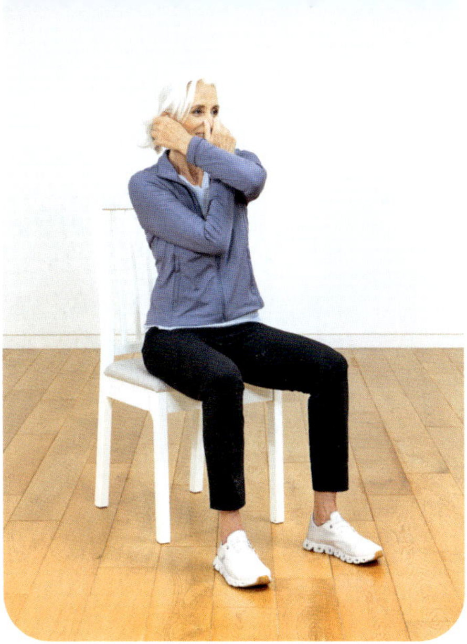

Klavierspielen

Ausgangsposition: Aufrechter Sitz

Ausführung: Heben Sie die angewinkelten Arme vor den Körper. Führen Sie nacheinander jeden Finger der rechten Hand zum Daumen, dann machen Sie die Übung links, zuletzt mit beiden Händen gleichzeitig.

Dauer/Wiederholungen: 10 Wiederholungen pro Seite

Ohr-Nasenspiel

Ausgangsposition: Aufrechter Sitz

Ausführung: Führen Sie die linke Hand zur Nase und zugleich die rechte Hand überkreuz zum linken Ohr. Machen Sie die Übung abwechselnd auf beiden Seiten.

Dauer/Wiederholungen: 10 Wiederholungen

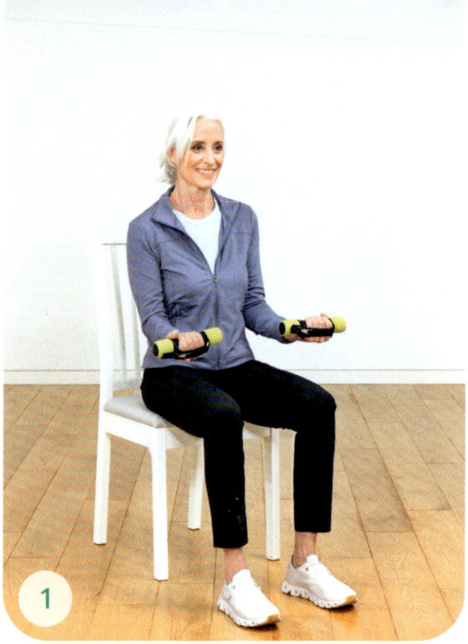
1

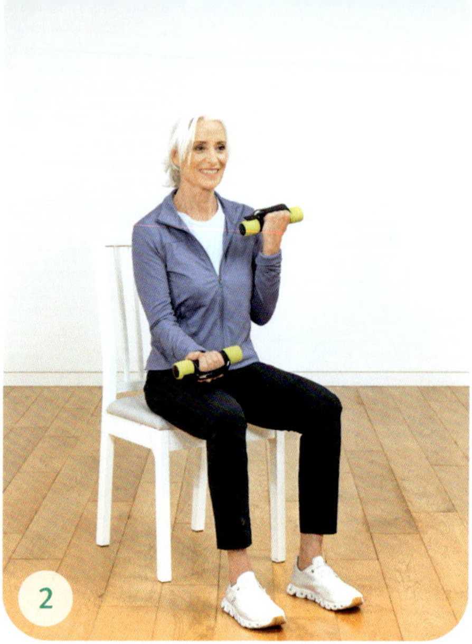
2

Bizeps

Ausgangsposition: Aufrechter Sitz. Die Arme sind nah am Oberkörper gebeugt. Sie halten Hanteln in den Händen.

Ausführung: Führen Sie die Hanteln Richtung Schultern und senken Sie sie wieder ab. Der Rücken bleibt aufrecht. ❶

Trainierte Muskeln: Bizeps

Dauer/Wiederholungen: 2 bis 3 Sätze mit 6–10 Wiederholungen

Variation: Wenn Sie gegengleich arbeiten, also die eine Hand heben und die andere senken, kommt noch eine Koordinationskomponente hinzu. ❷

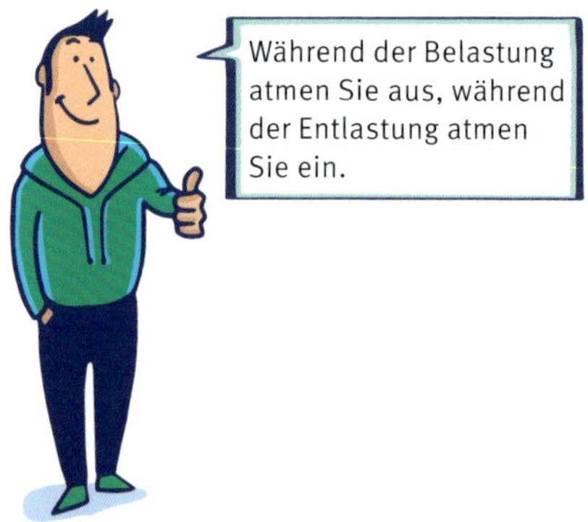
Während der Belastung atmen Sie aus, während der Entlastung atmen Sie ein.

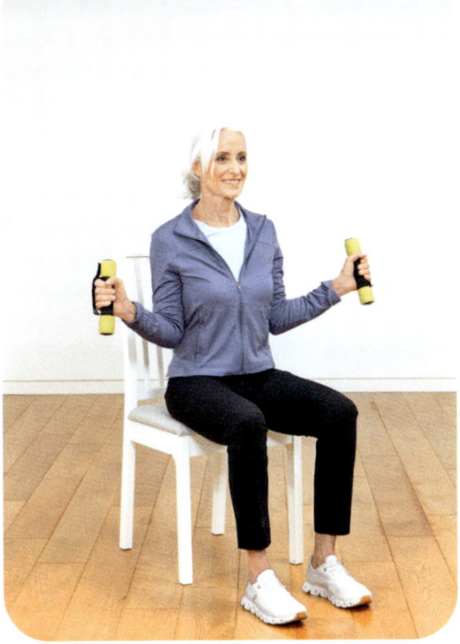

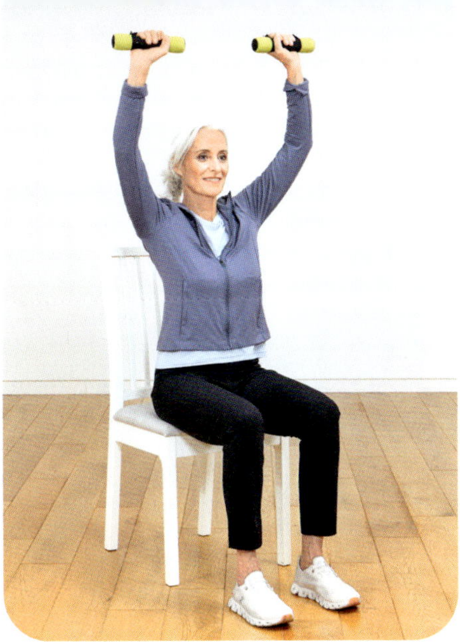

Butterfly

Ausgangsposition: Aufrechter Sitz. Die Ellbogen sind seitlich gebeugt, die Hände halten Hanteln vor dem Brustbein.

Ausführung: Öffnen Sie die Arme gebeugt nach außen und führen Sie sie dann wieder zum Brustbein.

Trainierte Muskeln: Schulter- und obere Rumpfmuskeln

Dauer/Wiederholungen: 2 bis 3 Sätze mit 6–10 Wiederholungen

Schulterpresse

Ausgangsposition: Aufrechter Sitz. Die Ellbogen sind seitlich gebeugt, die Hände halten Hanteln neben den Ohren.

Ausführung: Drücken Sie die Arme nach oben und senken Sie sie wieder.

Trainierte Muskeln: Schulter- und hintere Oberarmmuskeln

Dauer/Wiederholungen: 2 bis 3 Sätze mit 6–10 Wiederholungen

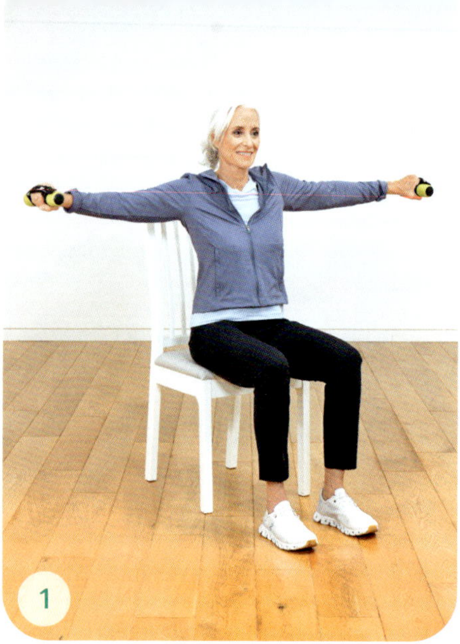

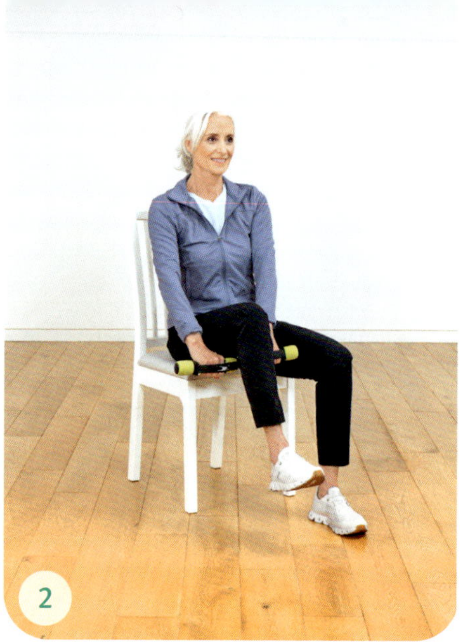

Seitlicher Schulterheber

Ausgangsposition: Aufrechter Sitz. Die Arme befinden sich abgesenkt neben dem Körper, Sie halten Hanteln in den Händen.

Ausführung: Heben Sie die Arme gestreckt seitlich an, bis auf Schulterhöhe. 1 Senken Sie sie dann wieder ab.

Trainierte Muskeln: Schultermuskeln

Dauer/Wiederholungen: 2 bis 3 Sätze mit 6–10 Wiederholungen

Variation: Führen Sie die Arme mit den Hanteln gestreckt über den Kopf. Beim Absenken bringen Sie die Hanteln unter das angehobene rechte Knie. 2 Dann die Arme wieder heben und beim nächsten Absenken unter das angehobene linke Knie führen. So trainieren Sie die Beinmuskeln mit.

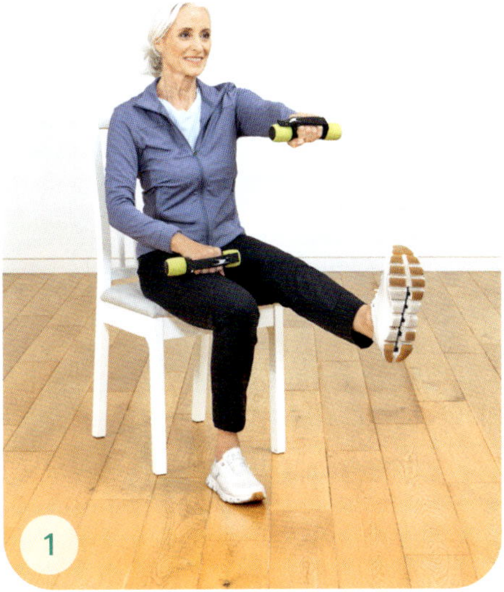

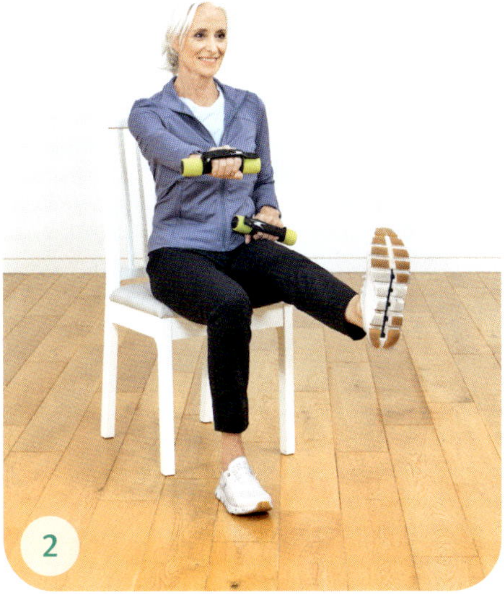

Arm- und Beinstrecker

Ausgangsposition: Aufrechter Sitz, Sie halten in beiden Händen Hanteln vor dem Brustbein.

Ausführung: Strecken Sie den linken Arm und das linke Bein gleichzeitig nach vorne ❶ und beugen Sie sie wieder. Wechseln Sie die Seiten ab.

Trainierte Muskeln: Armmuskeln, vordere Oberschenkelmuskeln

Dauer/Wiederholungen: 2 bis 3 Sätze mit 6–10 Wiederholungen

Variation: Arbeiten Sie diagonal, also rechten Arm und das linke Bein nach vorne strecken und wieder beugen im Wechsel mit dem linken Arm und dem rechten Bein. ❷

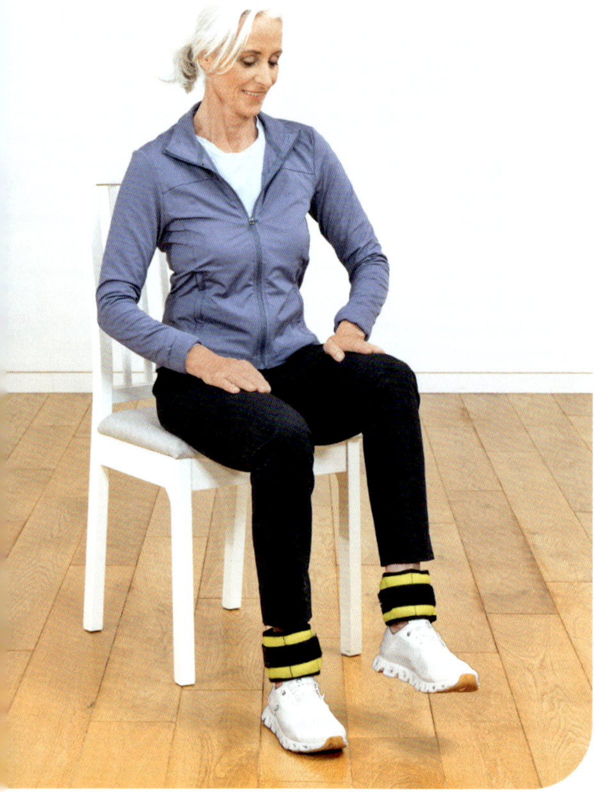

Oberschenkeldrücker

Ausgangsposition: Aufrechter Sitz

Ausführung: Heben Sie ein Bein gebeugt an und drücken Sie mit der Handfläche derselben Seite von oben gegen den Oberschenkel. Leisten Sie dem Druck mindestens 6 Sekunden lang Widerstand; dann auf die andere Seite wechseln.

Trainierte Muskeln: Bauchmuskeln, Beinmuskeln, gesamte Rumpfmuskeln

Dauer/Wiederholungen: 6–10 Wiederholungen pro Seite

Variation: Drücken Sie im Wechsel diagonal, also die rechte Hand gegen den linken Oberschenkel und umgekehrt.

Für mehr Belastung können Sie mit Gewichtsmanschetten um die Sprunggelenke arbeiten.

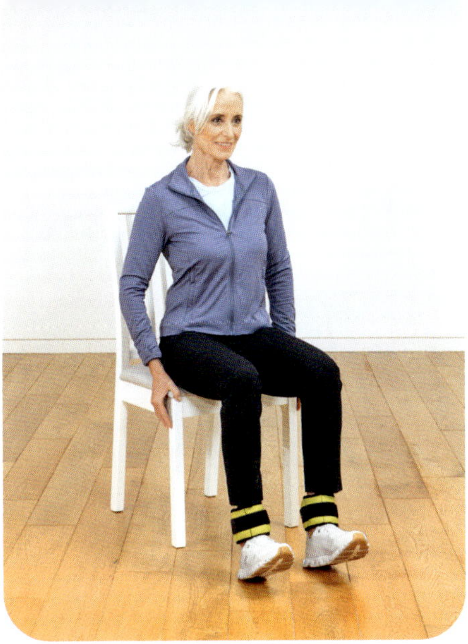

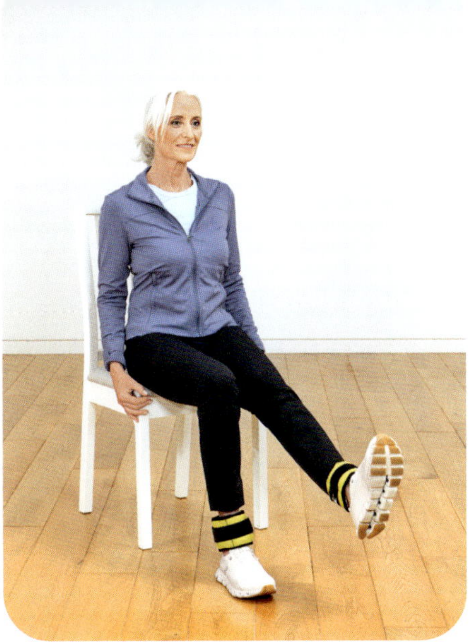

Fersendrücker

Ausgangsposition: Aufrechter Sitz mit Gewichtsmanschetten.

Ausführung: Stemmen Sie beide Fersen in den Boden, halten Sie den Druck 6 Sekunden und lösen Sie dann wieder. Halten Sie das Becken stabil!

Trainierte Muskeln: Bauch-, Bein- und Rumpfmuskeln

Dauer/Wiederholungen: 6–10 Wiederholungen

Oberschenkelstrecker

Ausgangsposition: Aufrechter Sitz mit Gewichtsmanschetten oberhalb der Sprunggelenke

Ausführung: Strecken Sie ein Bein nach vorne und halten Sie es 6 Sekunden lang in der Luft. Üben Sie auf beiden Seiten.

Trainierte Muskeln: Vordere Oberschenkelmuskeln

Dauer/Wiederholungen: 6–10 Wiederholungen pro Seite

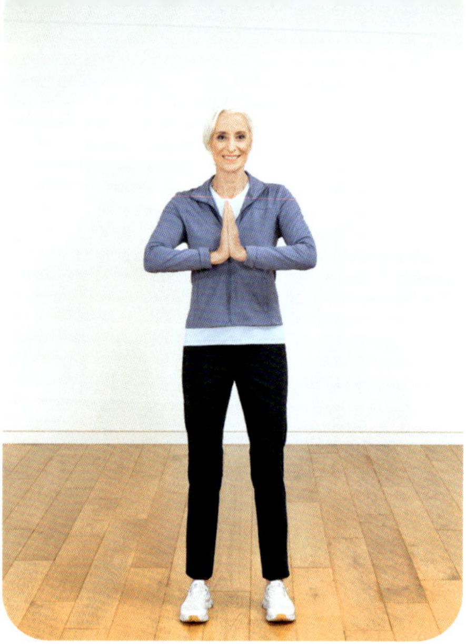

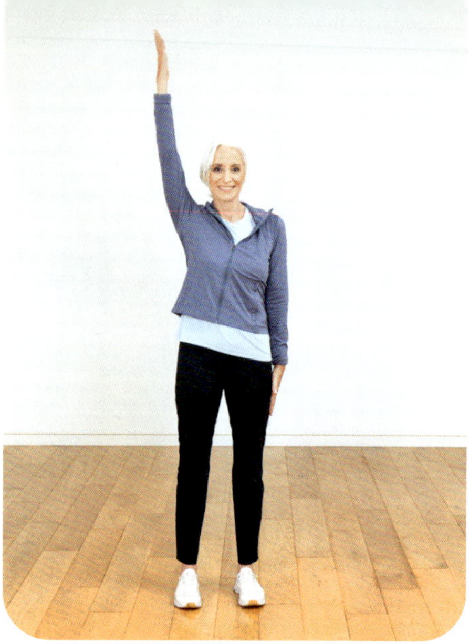

Gebet

Ausgangsposition: Aufrechter Stand.

Ausführung: Führen Sie die Handflächen vor dem Brustbein wie zum Gebet zusammen und drücken Sie sie fest gegeneinander. Halten Sie den Druck mindestens 6 Sekunden lang und lösen Sie ihn dann.

Trainierte Muskeln: Obere Rückenmuskeln, Oberarmmuskeln, Schultermuskeln

Dauer/Wiederholungen: 6–10 Wiederholungen

Diagonaler Zug

Ausgangsposition: Aufrechter Stand.

Ausführung: Ziehen Sie einen Arm gestreckt nach oben, die andere Hand schieben Sie an der Hosennaht nach unten. Halten Sie den Zug mindestens sechs Sekunden, dann lösen Sie ihn.

Trainierte Muskeln: Obere Rückenmuskeln, Oberarme, Schultern

Dauer/Wiederholungen: 6–10 Wiederholungen pro Seite

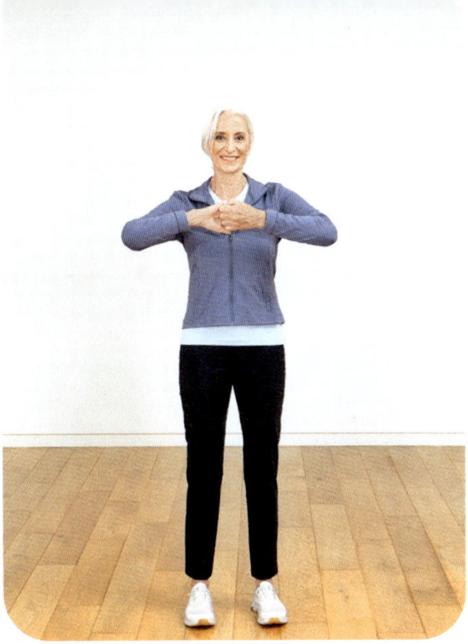

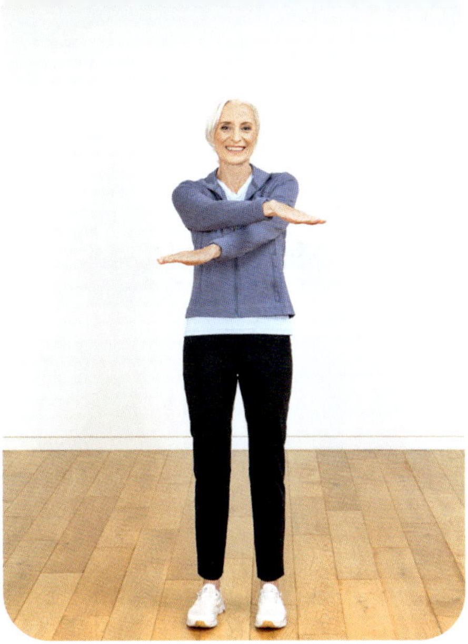

Fingerzug

Ausgangsposition: Aufrechter Stand.

Ausführung: Verhaken Sie Ihre Finger in Brustbeinhöhe und ziehen Sie die Ellenbogen auseinander. Halten Sie den Zug mindestens sechs Sekunden aufrecht, bevor Sie ihn wieder lösen.

Trainierte Muskeln: Obere Rückenmuskeln, Oberarmmuskeln, Schultermuskeln

Dauer/Wiederholungen: 6–10 Wiederholungen

Überkreuzen und Hacken

Ausgangsposition: Aufrechter Stand.

Ausführung: Strecken Sie die Arme aus und überkreuzen Sie die Hände vor der Brust, sodass einmal die rechte und einmal die linke Hand oben ist (Bild). Dann machen Sie Hackbewegungen (auf und ab).

Trainierte Muskeln: Obere Rücken-, Oberarm-, Schultermuskeln

Dauer/Wiederholungen: 4-mal 20 Sekunden

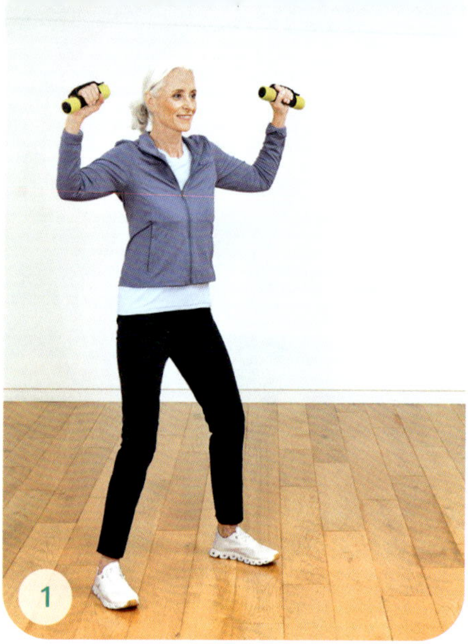

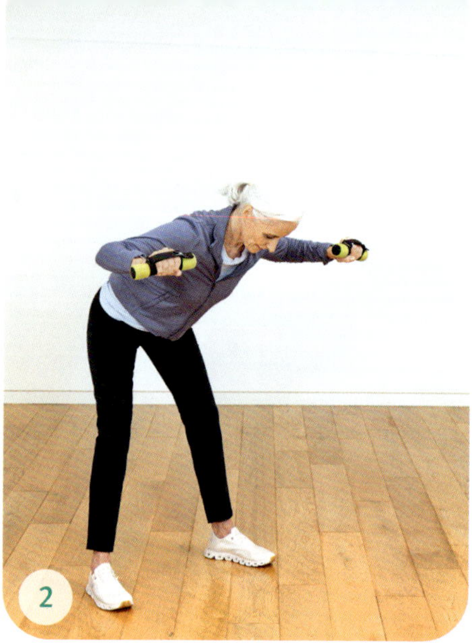

Verbeugung

Ausgangsposition: Aufrechter Stand mit leicht gebeugten Knien. Halten Sie Ihre Hanteln mit den Handflächen nach vorne und leicht gebeugten Ellbogen seitlich. ❶

Ausführung: Neigen Sie den Oberkörper nach vorne; schieben Sie dabei bewusst das Brustbein in Richtung Boden, ohne die Wirbelsäule rund zu machen. ❷ In der Endposition mindestens sechs Sekunden verweilen, dann richten Sie sich langsam wieder auf und wiederholen die Übung.

Trainierte Muskeln: Schulterblattfixatoren, Oberarmmuskeln, Rückenmuskeln

Dauer/Wiederholungen: 6–10 Wiederholungen

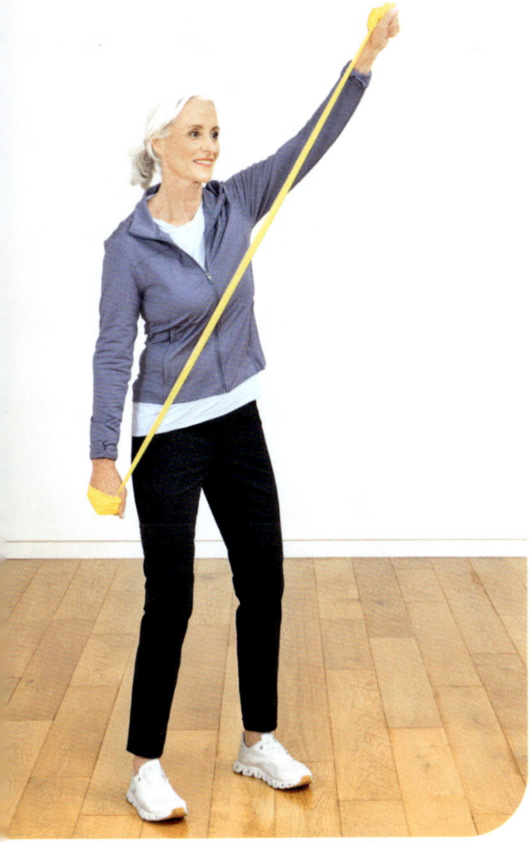

Diagonalzug zum Himmel

Ausgangsposition: Aufrechter Stand. Ein Arm ist nach oben gestreckt, der andere vor dem Körper gebeugt, das Theraband ist um die Handrücken geschlungen.

Ausführung: Ziehen Sie das Band auseinander, indem Sie den gebeugten Arm durchstrecken. Halten Sie die Spannung ein paar Sekunden, dann lösen Sie sie wieder. Üben Sie auf beiden Seiten.

Trainierte Muskeln: Obere Rückenmuskeln, hintere Armmuskeln

Dauer/Wiederholungen: 6–10 Wiederholungen pro Seite

Wichtig: Grundspannung halten, nicht ins Hohlkreuz fallen.

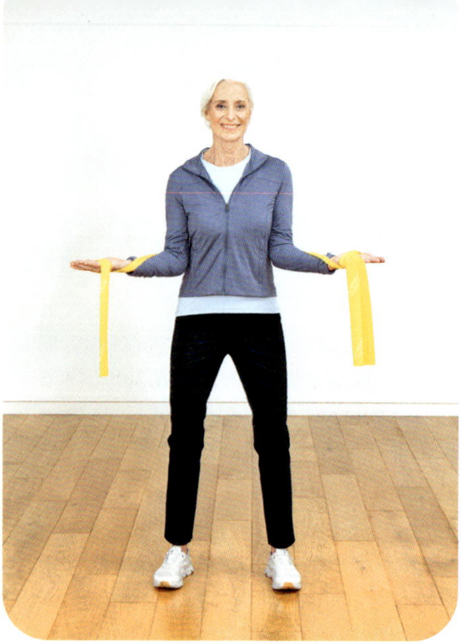

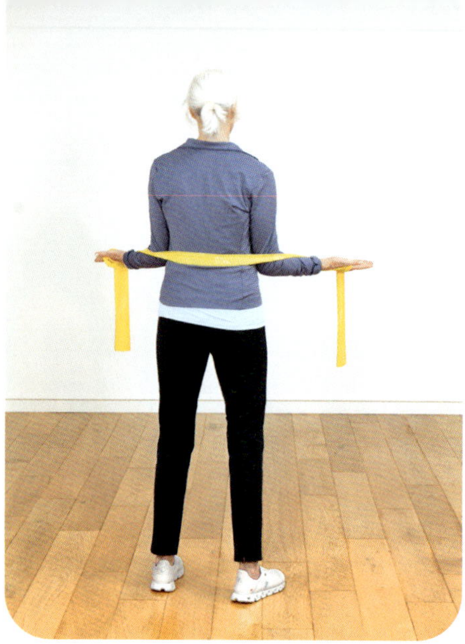

Präsentiere

Ausgangsposition: Aufrechter Stand. Das Theraband liegt um Ihre Taille, die Ellbogen sind an den Oberkörper angelegt, die Enden des Bandes sind um die Handrücken geschlungen.

Ausführung: Führen Sie die Unterarme nach außen (einatmen) ein paar Sekunden halten und wieder zurück (ausatmen), die Handflächen zeigen dabei nach oben.

Trainierte Muskeln: Schulterblattfixatoren, obere Rumpfmuskeln

Dauer/Wiederholungen: 6–10 Wiederholungen

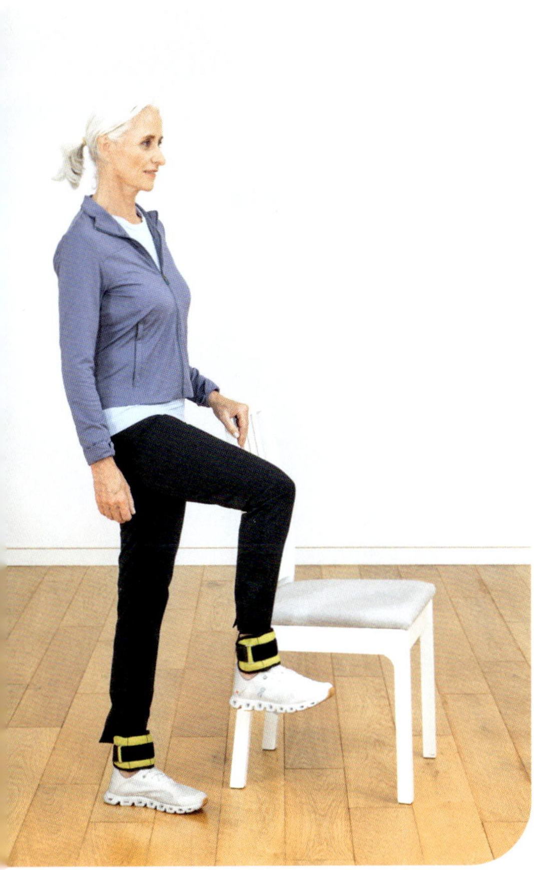

Hüftbeuger kräftigen

Ausgangsposition: Aufrechter Stand mit Gewichtsmanschetten oberhalb der Fußgelenke.

Ausführung: Halten Sie sich an einem Stuhl fest. Ziehen Sie abwechselnd die Knie vor dem Körper hoch (maximal bis der Oberschenkel parallel zum Boden steht, wenn Sie ein künstliches Hüftgelenk haben) und senken Sie sie wieder ab. Achten Sie darauf, das Becken stabil zu halten und nicht in der Hüfte einzuknicken.

Trainierte Muskeln: Hüftbeugermuskeln

Dauer/Wiederholungen: 2 bis 3 Sätze mit 6–10 Wiederholungen

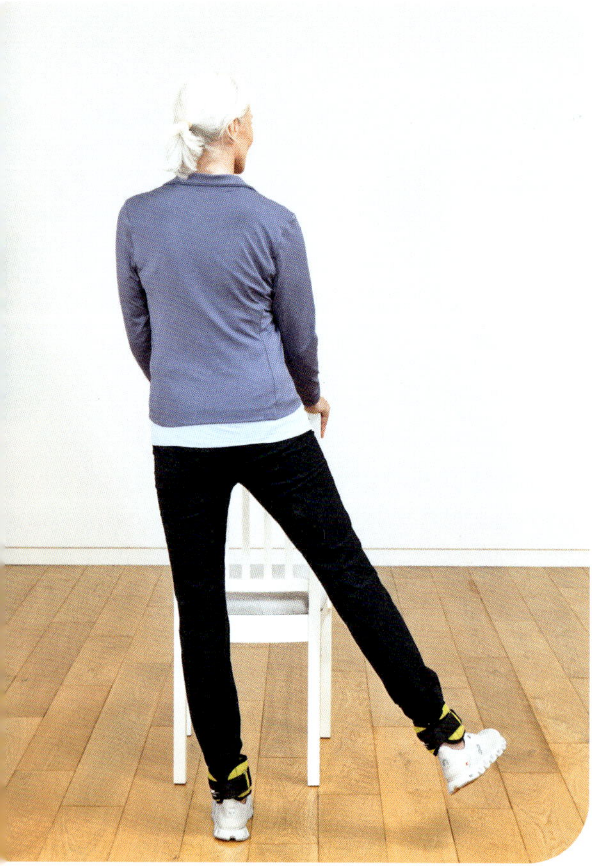

Tanzbein schwingen

Ausgangsposition: Aufrechter Stand

Ausführung: Stehen Sie hinter einem Stuhl oder Sessel und halten Sie sich an der Lehne fest. Die Gewichtsmanschetten sind oberhalb der Sprunggelenke befestigt. Strecken Sie ein Bein zur Seite und führen Sie es dann wieder heran (die Fußspitzen zeigen nach vorne), das Becken bleibt stabil. Üben Sie zunächst auf einer Seite und achten Sie darauf, dass Ihre Zehen während der gesamten Übung nach vorne zeigen. Wechseln Sie dann die Seiten.

Trainierte Muskeln: Seitliche Hüft- und Oberschenkelmuskulatur (Abduktoren)

Dauer/Wiederholungen: 2 bis 3 Sätze mit 6–10 Wiederholungen

Variation: Im Wechsel einmal das rechte und einmal das linke Bein zur Seite strecken oder dynamisch zur Seite schwingen.

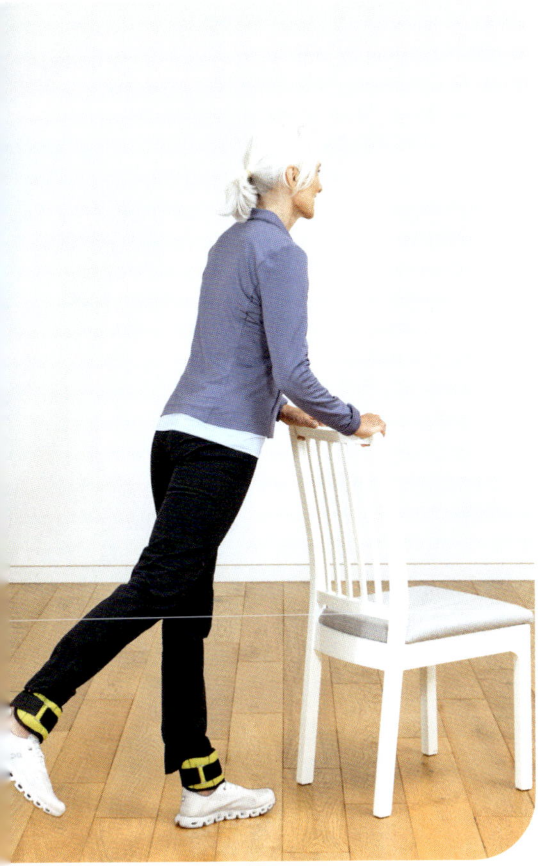

Gesäßmuskel kräftigen

Ausgangsposition: Aufrechter Stand mit Gewichtsmanschetten oberhalb der Sprunggelenke.

Ausführung: Halten Sie sich an einer Stuhllehne fest und führen Sie ein Bein so hoch wie möglich nach hinten, der Oberkörper ist dabei um etwa 45 Grad nach vorne gebeugt. Führen Sie das Bein dann wieder in die Ausgangsposition zurück und wiederholen Sie die Übung. Das Knie bleibt während der Übung gestreckt, die Fußspitze zeigt zum Boden. Üben Sie zunächst auf einer Seite, dann wechseln Sie auf die andere Seite.

Hinweis: Bei dieser Übung besonders auf die Grundspannung achten, nicht ins Hohlkreuz gehen

Trainierte Muskeln: Gesäßmuskeln, untere Rückenmuskeln, Oberschenkelrückseite

Dauer/Wiederholungen: 2 bis 3 Sätze mit 6–10 Wiederholungen

Variation: Im Wechsel üben, einmal rechtes Bein, einmal linkes Bein nach hinten strecken

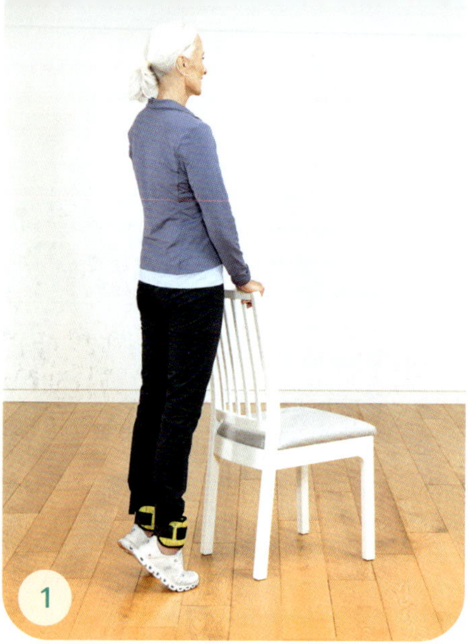

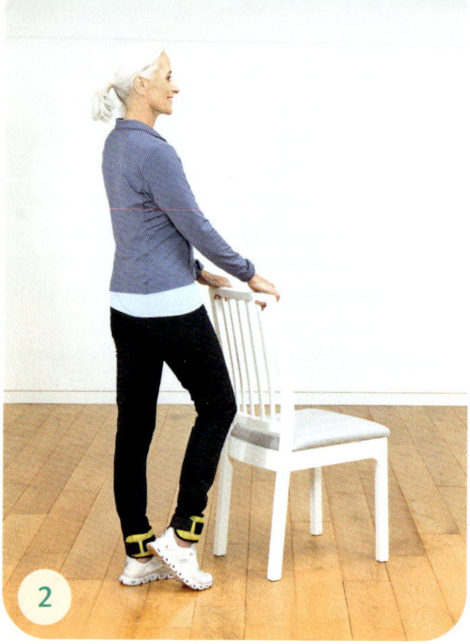

Wadenpumpe

Ausgangsposition: Aufrechter Stand mit Gewichtsmanschetten oberhalb der Sprunggelenke.

Ausführung: Stehen Sie hinter einem Stuhl und halten Sie sich an der Lehne fest. Die Gewichtsmanschetten sind oberhalb der Sprunggelenke angelegt. Drücken Sie sich nun in den Zehenstand ❶ und wippen Sie dann zurück zur Gewichtsbelastung auf die Fersen. Führen Sie diesen Wechsel dynamisch aus.

Trainierte Muskeln: Wadenmuskeln, Stabilisation des Fußgelenkes

Dauer/Wiederholungen: 2 bis 3 Sätze mit 6–10 Wiederholungen

Variation: Sie können auch gegengleich arbeiten – ein Bein auf die Zehenspitze, eins auf die Ferse. ❷

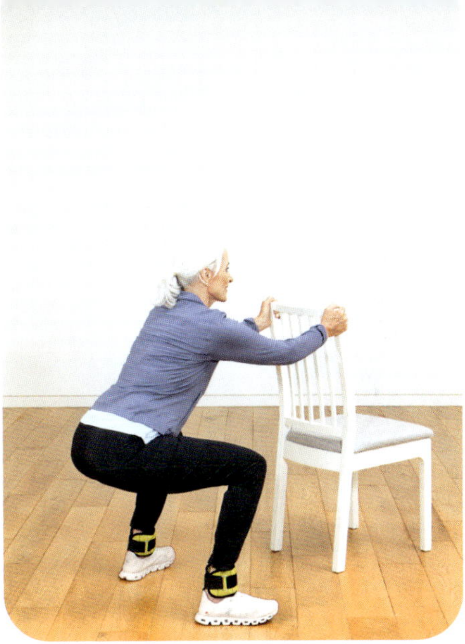

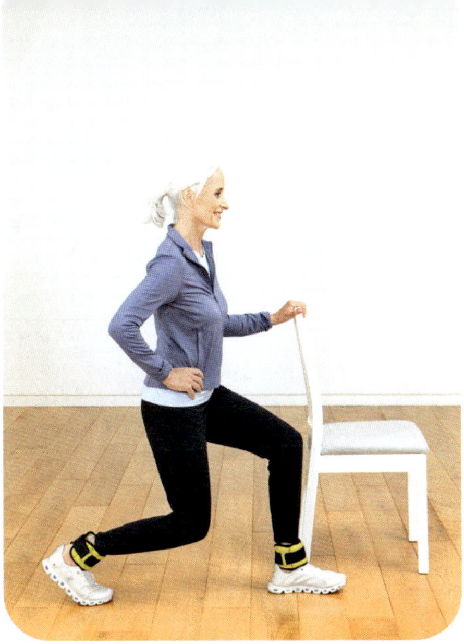

Squat

Ausgangsposition: Aufrechter Stand, die Fußspitzen zeigen leicht nach außen.

Ausführung: Halten Sie sich fest und schieben Sie das Gesäß nach unten. Die Knie bleiben hinter den Zehenspitzen. Kommen Sie dann wieder hoch.

Trainierte Muskeln: Oberschenkel- und Rumpfmuskeln

Dauer/Wiederholungen: 2 bis 3 Sätze mit 6–10 Wiederholungen

Split-Squats

Ausgangsposition: Aufrechter Stand

Ausführung: Gehen Sie in Schrittstellung. Beugen Sie dann beide Knie. Das Knie des vorderen Beines bleibt hinter der Fußspitze. Kommen Sie dann wieder hoch.

Trainierte Muskeln: Oberschenkel- und Rumpfmuskeln

Dauer/Wiederholungen: 2 bis 3 Sätze mit 6–10 Wiederholungen pro Seite

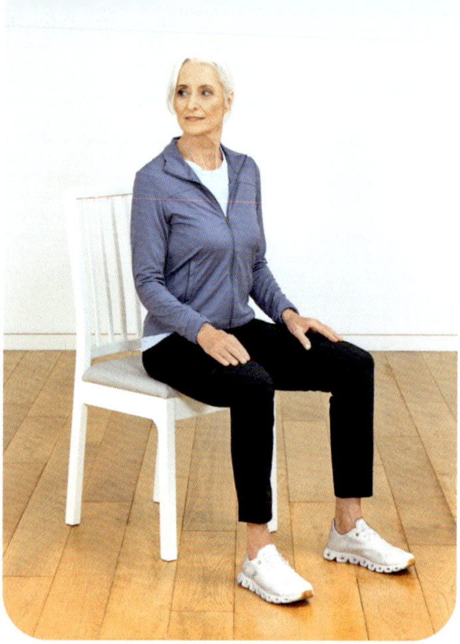

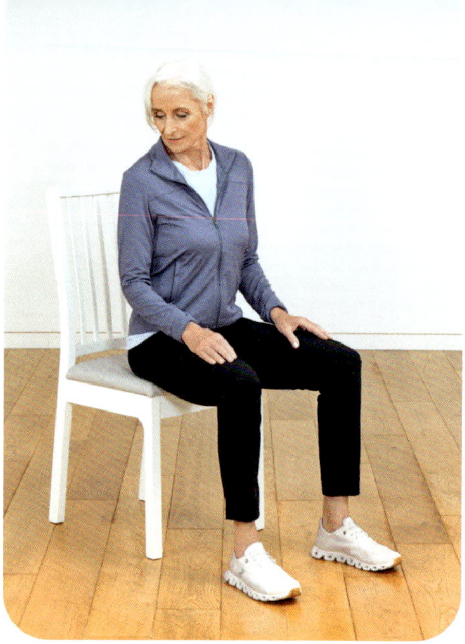

Guten Tag

Ausgangsposition: Aufrechter Sitz

Ausführung: Drehen Sie den Kopf nach rechts, in der Endposition nicken Sie einmal, als würden Sie Guten Tag sagen, dann drehen Sie den Kopf nach links und nicken wieder.

Dauer/Wiederholungen: Den Kopf 5-mal in jede Richtung betont langsam drehen und nicken. Langsam drehen, sonst Schwindelgefahr!

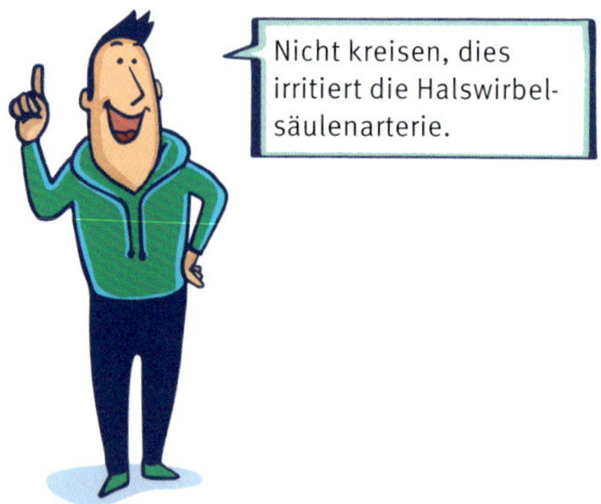

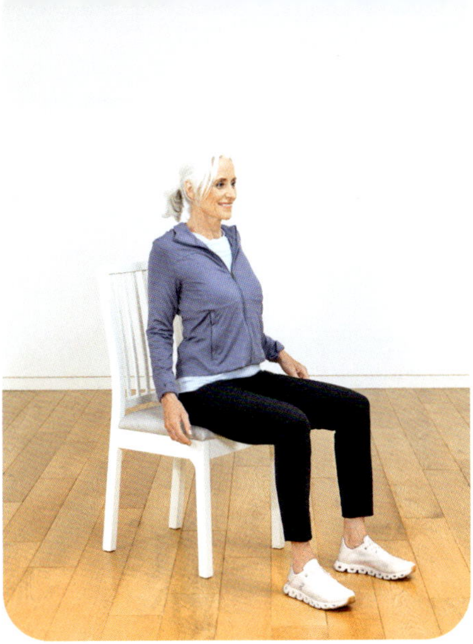

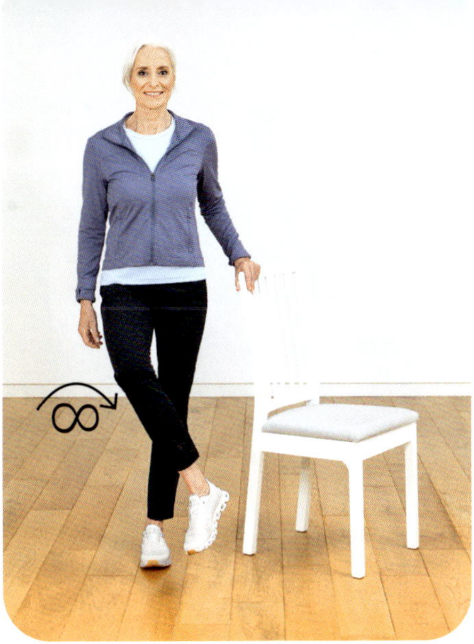

Schulterkreisen

Ausgangsposition: Aufrechter Sitz

Ausführung: Beide Schultern werden zugleich nach oben in Richtung Ohren, nach hinten, unten und wieder nach vorne bewegt, sodass der ganze Schultergürtel durchbewegt wird.

Variation: Gegengleich kreisen

Dauer/Wiederholungen: 10 Kreise pro Übung

Achterkreisen

Ausgangsposition: Aufrechter Stand

Ausführung: Aus dem aufrechten Stand heraus heben Sie ein Bein nach vorne an, beugen das Knie und zeichnen mit dem Knie eine liegende Acht in die Luft. Halten Sie sich bei Bedarf irgendwo fest. Üben Sie auf beiden Seiten.

Dauer/Wiederholungen: 10 Kreise pro Seite

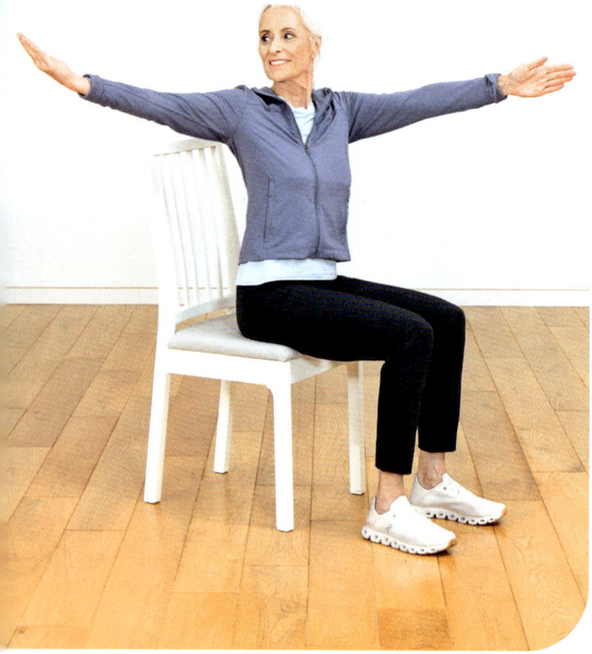

Schwalbe

Ausgangsposition: Aufrechter Sitz, beide Arme sind nach vorne gestreckt.

Ausführung: Der rechte Arm wird seitlich gestreckt, leicht nach oben geführt und dabei die Handfläche nach oben gedreht. Drehen Sie den Kopf mit und schauen Sie dem Arm nach. Verweilen Sie ein paar Sekunden, führen Sie den Arm dann zurück zur Mitte und wechseln Sie die Seite. Üben Sie im Wechsel einmal rechts, einmal links. Beim Aufdrehen einatmen, beim Schließen ausatmen.

Dauer/Wiederholungen: 6–10 Wiederholungen

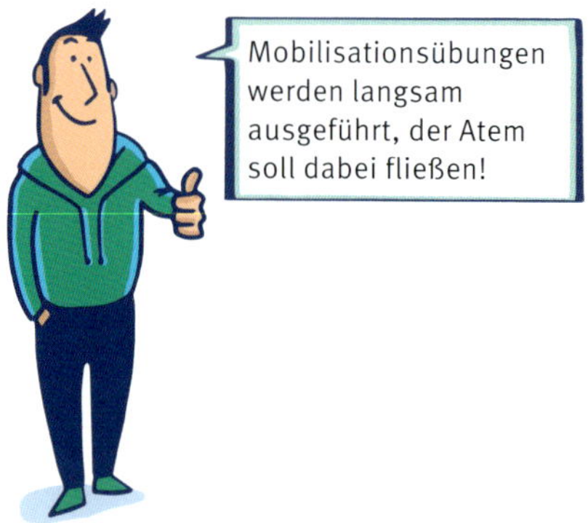

Becken kippen

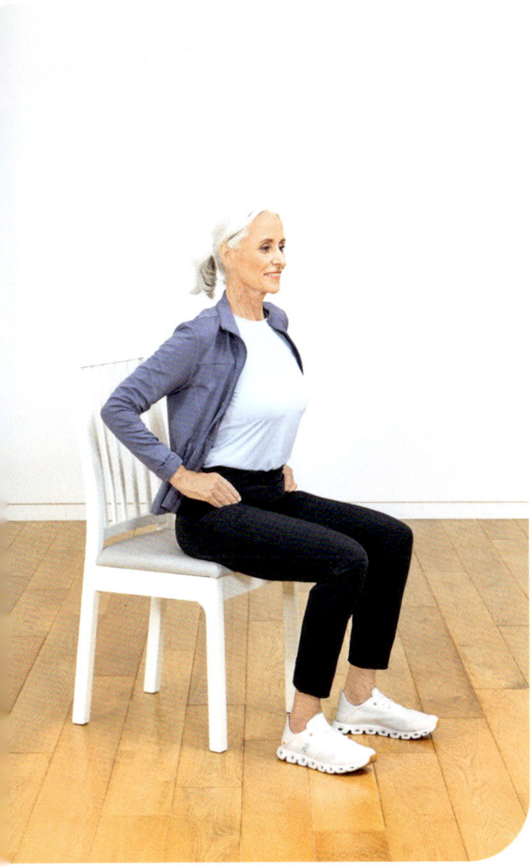

Ausgangsposition: Aufrechter Sitz

Ausführung: Legen Sie Ihre Hände auf die Beckenknochen und kippen Sie nun Ihr Becken nach vorne. Die Bewegung erinnert an eine Schüssel, die Sie in beiden Händen halten und deren Inhalt Sie nach vorne ausgießen wollen. Dann kehren Sie in die Ausgangsposition zurück und kippen das Becken zurück, sodass die Lendenwirbelsäule sich rundet. Wiederholen Sie die Bewegungen einige Male betont langsam.

Dauer/ Wiederholungen: 10-mal vor und zurückkippen

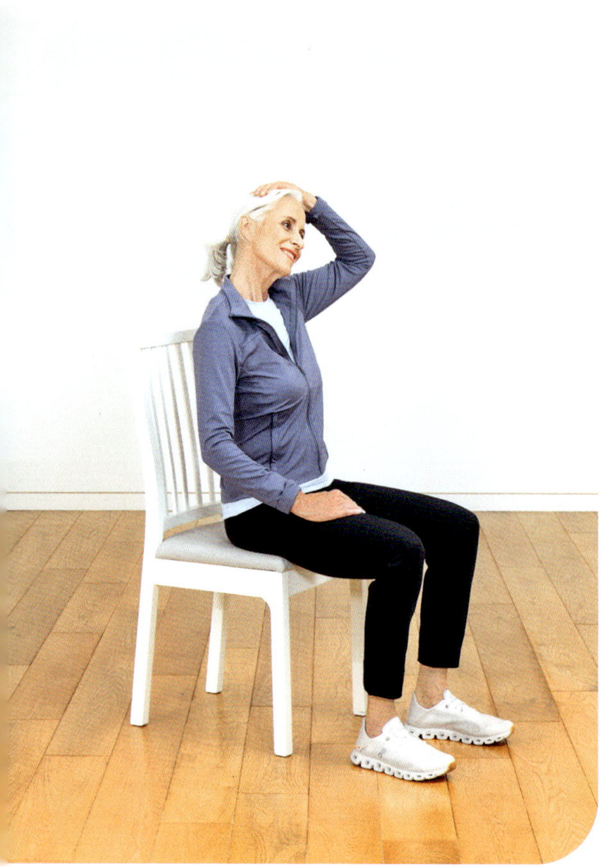

Dehnung Kapuzenmuskel

Ausgangsposition: Aufrechter Sitz

Ausführung: Fassen Sie mit der linken Hand über den Kopf an Ihr rechtes Ohr. Neigen Sie nun den Kopf weiter nach links, bis Sie einen Zug auf der rechten Seite der Halsmuskulatur spüren. Halten Sie die Dehnung mindestens 20 Sekunden lang. Kommen Sie langsam zurück zur Mitte und wechseln Sie auf die andere Seite.

Dauer/Wiederholungen: Dehnung mindestens zwanzig Sekunden halten, dann langsam lösen und auf die andere Seite wechseln.

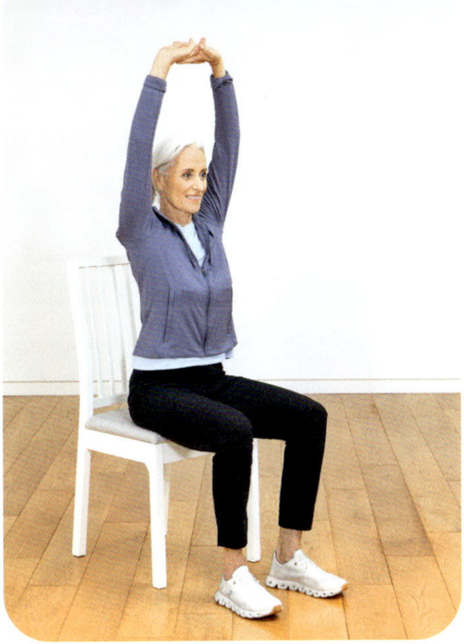

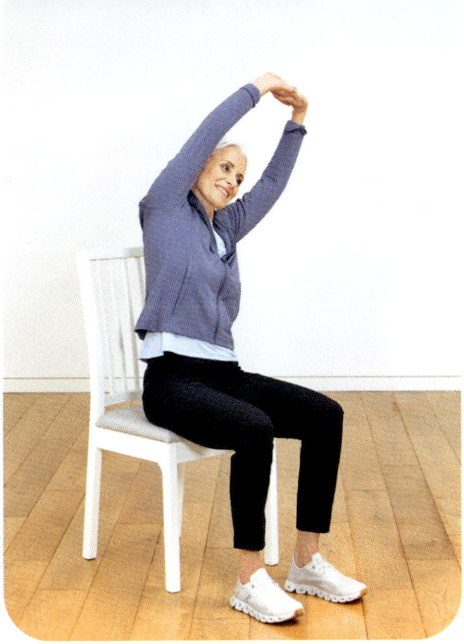

Hände zum Himmel

Ausgangsposition: Aufrechter Sitz

Ausführung: Verschränken Sie die Finger und führen Sie die Arme hoch über den Kopf. Drehen Sie dabei die Handflächen zur Decke und dehnen Sie Ihre Armmuskeln.

Dauer/Wiederholungen: Dehnung mindestens zwanzig Sekunden halten, dann langsam lösen.

Variation: Ziehen Sie aus dem aufrechten Sitz heraus den Oberkörper abwechselnd nach rechts und nach links. Damit dehnen Sie die Zwischenrippenmuskeln.

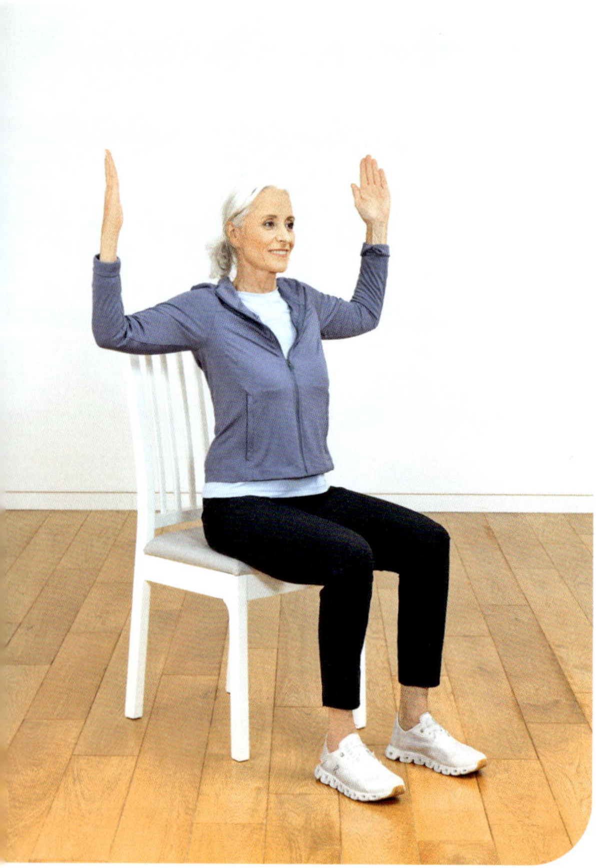

Breites Dekolleté

Ausgangsposition: Aufrechter Sitz

Ausführung: Beugen Sie die Ellenbogen und führen Sie die Arme seitlich neben den Körper. Ziehen Sie die Schulterblätter zusammen, die Daumen zeigen nach hinten. Präsentieren Sie Ihr breites Dekolleté (Männer machen eine breite Brust).

Dauer/Wiederholungen: Dehnung mindestens zwanzig Sekunden halten, dann langsam lösen.

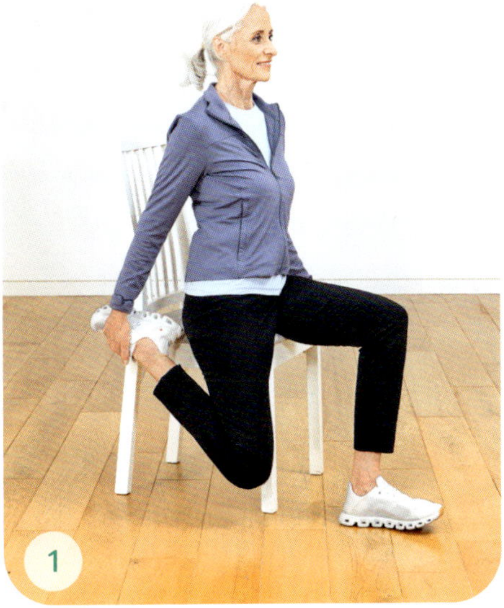

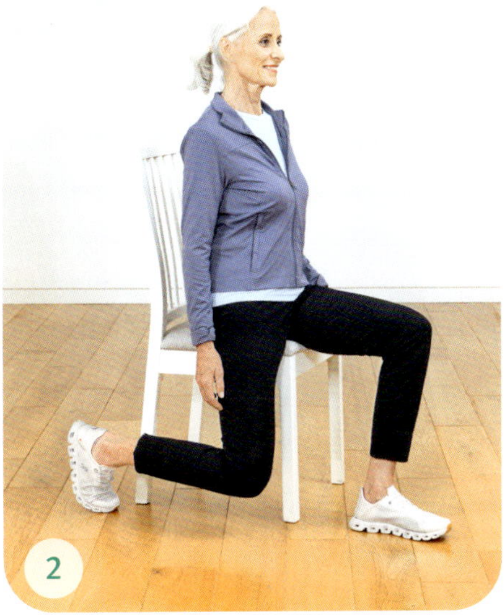

Dehnung Oberschenkelvorderseite und Hüftbeugermuskel

Ausgangsposition: Aufrechter Sitz quer zum Stuhl, sodass eine Gesäßhälfte nicht auf der Sitzfläche liegt.

Ausführung: Ziehen Sie die Ferse auf der freien Seite in Richtung Gesäß, bis im Oberschenkel vorne eine Dehnung zu spüren ist. ❶ Dies dehnt die Oberschenkelvorderseite. Um den Hüftbeuger zu dehnen, kippen Sie das Becken zurück, das bedeutet, dass sich die Darmbeinstacheln am Hüftknochen nach hinten bewegen. ❷ Dehnen Sie die Muskeln abwechselnd.

Dauer/Wiederholungen: Dehnung mindestens zwanzig Sekunden halten, dann langsam lösen.

Variation: Sie können auch ein Theraband oder Tuch zur Hilfe nehmen, das Sie um Ihren Fuß legen.

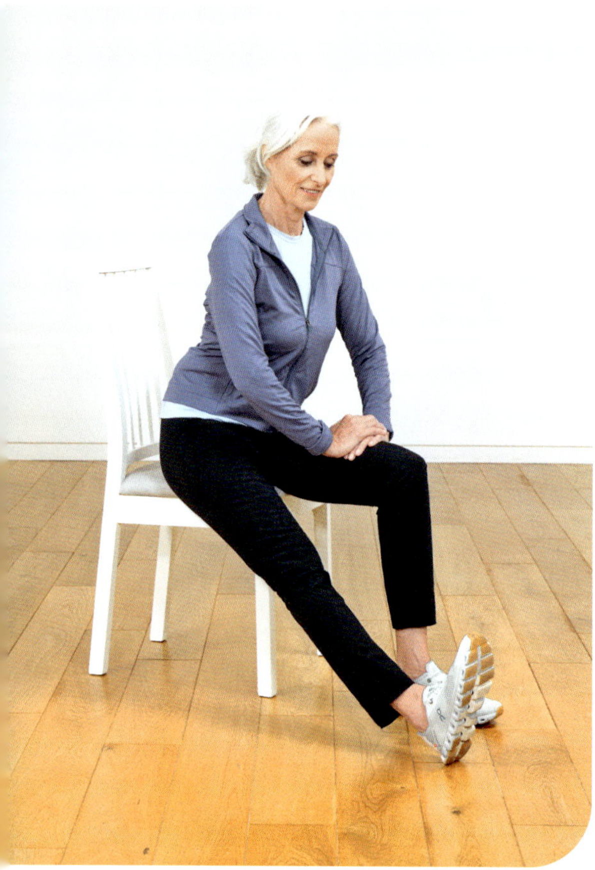

Dehnung Oberschenkelrückseite

Ausgangsposition: Aufrechter Sitz

Ausführung: Strecken Sie das rechte Bein vor, die Zehen ziehen Sie in Richtung Nase. Schieben Sie den Oberkörper nach vorne und stützen Sie sich mit den Händen ab. Halten Sie die Dehnung, dann wechseln Sie die Seite.

Dauer/Wiederholungen: Dehnung mindestens zwanzig Sekunden halten, dann langsam lösen.

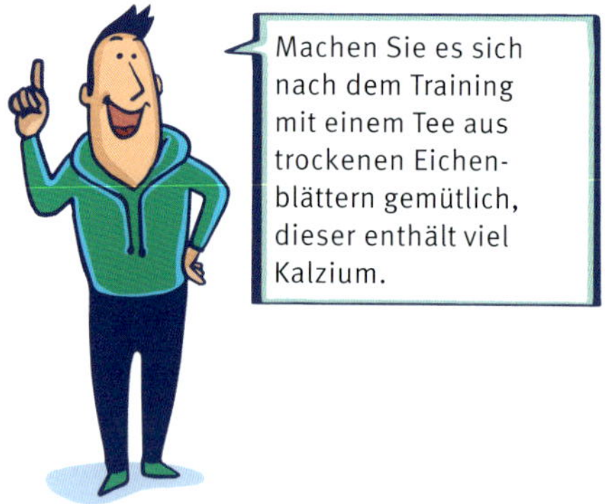
Machen Sie es sich nach dem Training mit einem Tee aus trockenen Eichenblättern gemütlich, dieser enthält viel Kalzium.

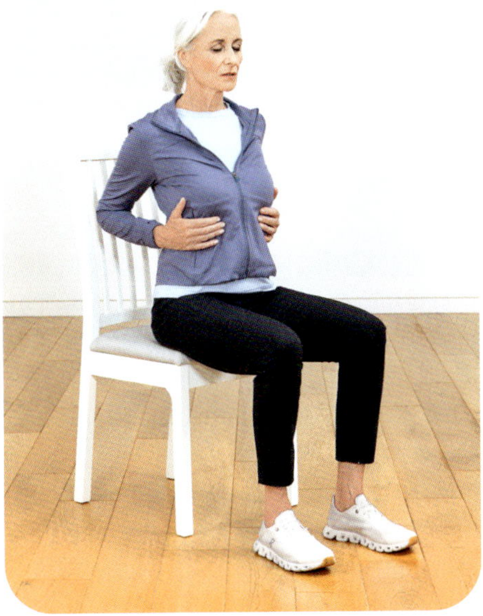

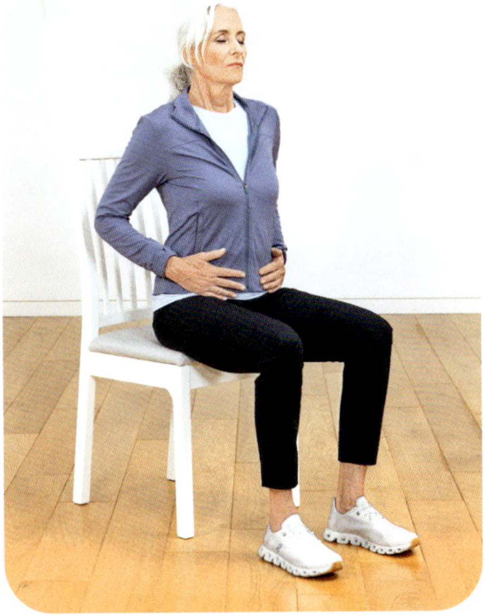

Brustatmung

Ausgangsposition: Aufrechter Sitz, legen Sie die Hände auf die Rippenbögen

Ausführung: Atmen Sie durch die Nase ein und lenken Sie die Luft in den Brustraum und in die Flanken. Dann lassen Sie durch den geöffneten Mund die Luft ausfließen. Beobachten Sie, wie sich bei jedem Atemzug, die obere Wirbelsäule streckt. Schließen Sie dabei die Augen, um die Aufmerksamkeit noch mehr auf den Atem zu lenken.

Bauchatmung

Ausgangsposition: Aufrechter Sitz, die Fußsohlen stehen fest am Boden, Sie legen die Hände auf Ihren Bauch.

Ausführung: Atmen Sie durch die Nase die Luft in den Bauch und lassen Sie sie durch die geöffneten Lippen wieder ausfließen. Schließen Sie die Augen dabei. Beim Einatmen dehnt sich der Bauch aus, beim Ausatmen wird er wieder bewusst flach gehalten.

Liebe Leserin, lieber Leser,

packen Sie sich die Ratschläge, Empfehlungen und Übungen unserer Workouts bitte in einen imaginären Koffer – und den nehmen Sie künftig überall hin mit!

Sie haben es jetzt in der Hand, etwas zur Prävention von Osteoporose zu unternehmen oder, wenn Sie bereits erkrankt sind, den Krankheitsverlauf zu verzögern oder ganz zu stoppen. In diesem Fall sprechen Sie mit Ihrem Arzt, Ihrer Ärztin über Ihre Ambitionen.

Bitte denken Sie stets daran, dass nur die Beachtung aller Faktoren zum gewünschten Erfolg führen kann. Das bedeutet, dass Sie nicht nur Sport treiben, sondern auch die Faktoren Ernährung, Vitamine, Mineralstoffe, Hormone, Risikofaktoren und Genetik sowie Ihre von Ihrem Arzt, Ihrer Ärztin verordneten Medikamente beachten müssen. Dennoch ist der Faktor Bewegung von entscheidender Bedeutung. Kommen Sie in Bewegung – Sie werden in jeder Hinsicht davon profitieren!

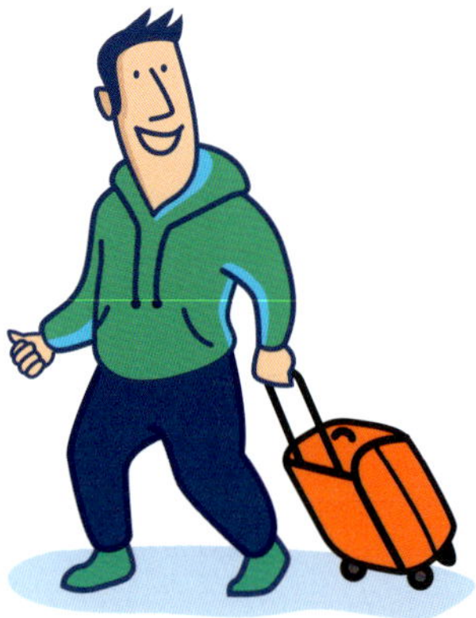

Quellenangaben

1 Bartl, R. (2011). Osteoporose Prävention. Diagnostik. Therapie. 4. überarbeitete Auflage. Thieme-Verlag.

2 Preisinger, E. (2012). Körperliche Aktivität und Knochengesundheit. In: Spectrum Osteoporose. MedMedia Verlag: Heft 2: S. 6–8.

3 Preisinger, E. (2012). Körperliche Aktivität und Knochengesundheit. In: Spectrum Osteoporose. MedMedia Verlag: Heft 2: S. 6–8.

4 Bartl, R. (2011). Osteoporose Prävention. Diagnostik. Therapie. 4. überarbeitete Auflage. Thieme-Verlag.

5 Uniklinikum Würzburg. (2022). Springen und stampfen für starke Knochen. https://www.ukw.de/aktuelle-meldungen/detail/news/springen-und-stampfen-fuer-starke-knochen/ (15.08.2023)

6 Jansenberger, H. (2015). Hausaufgaben für Patienten mit Osteoporose. Hofmann-Verlag.

7 Leisten, E. (2010). Osteoporose Handeln bevor der Knochen bricht Das Handbuch für Betroffene und Interessierte. Books on Demand GmbH.

8 Arznei und Vernunft. (2017). Osteoporose. Einsatz in Therapie und Prophylaxe. www.arzneiund-vernunft.at/uploads/171012_Leitlinie_Osteoporose_Onlineversion_580_DE.pdf (15.08.2023)

9 Jansenberger, H. (2015). Hausaufgaben für Patienten mit Osteoporose. Hofmann-Verlag.

10 Jansenberger, H. (2015). Hausaufgaben für Patienten mit Osteoporose. Hofmann-Verlag.

11 Krapf, P. (2019). Starke Knochen-Osteoporose richtig behandeln. Kneipp.

12 Ringe, J. (2003). Osteoporose in der täglichen Praxis. 100 Fragen – 100 Antworten. 2. überarbeitete Auflage. Thieme.

13 Krapf, P. (2019). Starke Knochen-Osteoporose richtig behandeln. Kneipp.

14 Pizzorno Lara, Wright Jonathan V. (2013). Your Bones. How you can prevent Osteoporosis & have strong bones for life – naturally. Praktikos Books.

15 Semmler, J. (2011). Osteoporose. MedizinWissen. 9. Auflage. Hirzel

16 Krapf, P. (2019). Starke Knochen-Osteoporose richtig behandeln. Kneipp.

17 Heepen, G. H. (2014). Hormone natürlich regulieren. 4. Auflage. Gräfe und Unzer Verlag.

18 Brückle, W. (2013). Osteoporose: Stabil durchs Leben. Trias-Verlag

19 Krapf, P. (2019). Starke Knochen-Osteoporose richtig behandeln. Kneipp.

20 Krapf, P. (2019). Starke Knochen-Osteoporose richtig behandeln. Kneipp.

21 Brückle, W. (2013). Osteoporose: Stabil durchs Leben. Trias-Verlag

22 Krapf, P. (2019). Starke Knochen-Osteoporose richtig behandeln. Kneipp

23 Krapf, P. (2019). Starke Knochen-Osteoporose richtig behandeln. Kneipp.

24 Semmler, J. (2011). Osteoporose. MedizinWissen. 9. Auflage. Hirzel

25 Pies, J. (2015). Vitamin K2 Vielseitiger Schutz vor chronischen Krankheiten. 5. Auflage. VAK Verlags GmbH.

26 Dobnig, Harald (2005). Vorbeugung und Behandlung von Osteoporose. 2. Auflage. Kneipp.

27 Platt, Michael E. (2014). Die Hormon Revolution. 8. Auflage. VAK Verlags GmbH.

28 Heepen, G. H. (2014). Hormone natürlich regulieren. 4. Auflage. Gräfe und Unzer Verlag.

29 Pizzorno Lara, Wright Jonathan V. (2013). Your Bones. How you can prevent Osteoporosis & have strong bones for life – naturally. Praktikos Books.

30 Regelin Petra, (2007). Gesunde Knochen und Gelenke durch Pilates. BLV Buchverlag

31 Pizzorno Lara, Wright Jonathan V. (2013). Your Bones. How you can prevent Osteoporosis & have strong bones for life – naturally. Praktikos Books.

32 Dietrich, R./Pechtl W. (1993). Energie durch Übungen Bioenergetik. Eigenverlag.

33 Leisten, E. (2010). Osteoporose Handeln bevor der Knochen bricht. Das Handbuch für Betroffene und Interessierte. Books on Demand GmbH.

Register

Danksagung

Ich danke an erster Stelle dem gesamten Team vom Georg Thieme Verlag. Weiters danke ich Prof. Michael Ausserwinkler, Prof.in Elisabeth Preisinger, Mag. Harald Jansenberger, Mag. Fritz Kimeswenger, Patricia Heschl und Dipl. Ing.in Christina Swoboda.

Für Fritz, Patricia und Christina

Bildnachweis:
Covermotiv und Bild S. 3: © S. Schneider/Thieme (Foto);
Susi Schaaf, Bellheim (Zeichnung)
Autorinnenfoto: © Mag. Fritz Kimeswenger
Foto Geleitwort: © Mag. Fritz Kimeswenger
People-Fotos: © H. Münch/Thieme
Food-Fotos: siehe Seite 127
S. 22: Edited and composed by Thieme – using following Stock Images: Joghurt: © Coprid/stock.adobe.com; Kartoffeln: © Natika/stock.adobe.com; Kichererbsen: © happy_author/stock.adobe.com; Olivenöl: © akf/stock.adobe.com; Rucola: © Jiri Hera/stock.adobe.com; Walnusskern: © Dmytro/stock.adobe.com; S. 24: © SIRICHAYAPAT/stock.adobe.com; S. 26: © oxie99/stock.adobe.com; S. 27: © S. Bütow/Thieme; S. 34: Edited and composed by Thieme – using following Images: Granatapfelkerne: © oxie99/stock.adobe.com; Yamswurzel: © uckyo/stock.adobe.com; Rotklee: © K. Oborny/Thieme
Die abgebildeten Personen haben in keiner Weise etwas mit der Krankheit zu tun.
Zeichnungen: Susi Schaaf, Bellheim

Bibliografische Information der Deutschen Nationalbibliothek
Die Deutsche Nationalbibliothek verzeichnet diese Publikation in der Deutschen Nationalbibliografie; detaillierte bibliografische Daten sind im Internet über http://dnb.d-nb.de abrufbar.

Projektmanagement: Manuela Hunfeld
Programmplanung: Celestina Filbrandt
Redaktion: Julia Jochim

Bildredaktion: Christoph Frick, Marie Crämer
Covergestaltung: © Thieme
Layout: CYCLUS · Visuelle Kommunikation, Stuttgart

1. Auflage 2024

TRIAS Verlag in Georg Thieme Verlag KG
Rüdigerstraße 14, 70469 Stuttgart, Germany
www.trias-verlag.de

Printed in Germany

Satz: Reemers Publishing Services GmbH, Krefeld
Druck: AZ Druck und Datentechnik GmbH, Kempten

Gedruckt auf chlorfrei gebleichtem Papier

ISBN 978-3-432-11824-6
Auch erhältlich als E-Book:
eISBN (ePub) 978-3-432-11825-3

1 2 3 4 5 6

Thieme Publikationen streben nach einer fachlich korrekten und unmissverständlichen Sprache. Dabei lehnt Thieme jeden Sprachgebrauch ab, der Menschen beleidigt oder diskriminiert, beispielsweise aufgrund einer Herkunft, Behinderung oder eines Geschlechts. Thieme wendet sich zudem gleichermaßen an Menschen jeder Geschlechtsidentität. Die Thieme Rechtschreibkonvention nennt Autor*innen mittlerweile konkrete Beispiele, wie sie alle Lesenden gleichberechtigt ansprechen können. Die Ansprache aller Menschen ist ausdrücklich auch dort intendiert, wo im Text (etwa aus Gründen der Leseleichtigkeit, des Text-Umfangs oder des situativen Stil-Empfindens) z. B. nur ein generisches Maskulinum verwendet wird.

Datenschutz
Wo datenschutzrechtlich erforderlich, wurden die Namen und weitere Daten von Personen redaktionell verändert (Tarnnamen). Dies ist grundsätzlich der Fall bei Patienten, ihren Angehörigen und Freunden, z. T. auch bei weiteren Personen, die z. B. in die Behandlung von Patienten eingebunden sind.